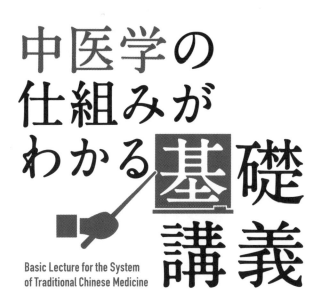

中医学の仕組みがわかる基礎講義

Basic Lecture for the System
of Traditional Chinese Medicine

兵頭明 著
（学校法人衛生学園中医学教育臨床支援センター長）

医道の日本社
Ido･No･Nippon･Sha

はじめに

　本書は、筆者が鍼灸専門学校の1年生を対象に行っている中医学基礎講義をもとに構成しています。つまり、東洋医学や中医学のことを全く知らない人でもわかりやすく、その基本的な考え方を理解できるように工夫されています。例えばこの講義では、定番である陰陽五行論をやりません。東洋「医学」を学びたいと意欲に燃える初学者が陰陽五行の深遠さに面食らって、いきなりつまずいてしまうことも少なくないからです。その代わり、まず気・血・津液・精といった生理物質（第2章）や蔵象理論と六腑の生理（第3章・第4章）といった東洋医学の生理学的側面から入っていき、病因（第5章）、病理・病態（第6章）、そして病証（第7章）へと進んでいきます。これにより、東洋医学の「医学」としてのエッセンスだけを無理なく、無駄なく理解できるはずです。

　また、これと同じような講義をいくつかの医科大学で、「医師のための中医学セミナー」「実践東洋医学講座」と題して、さまざまな診療科の先生方に受講していただきました。ですので、鍼灸学校の学生はもちろんですが、広く医療従事者や医療系の学生にも手に取っていただきたいです。すべての医療職種が西洋医学の考え方を共有しているように、鍼灸師と医師、歯科医師、コ・メディカルが東洋医学というもう一つの理論的基盤を共有することによって、東洋医学をベースにした医療連携も可能になると考えます。ここにおいて東西両医学の融合も期待できるのではないでしょうか。東洋医学について全く知らない人でも理解できるという本書の性質から、東西両医学の共通理解・相互理解の一助になると考えています。

　さらに、鍼灸師にとって本書は、中医鍼灸をはじめとした伝統鍼灸を学ぶ最初の一歩となるでしょう。中医学は『黄帝内経』をはじめとした古典をベースに、時代を下るにつれてさまざまな流派（各家学説）の成立と淘汰を繰り返しています。この膨大かつ変転する体系のなかで、ゆるぎない1本の太い幹となっているのが本書で解説している中医基礎学です。これはいうなれば、内経医学から現代中医学に至るエッセンス、つまり仕組みをまとめたものであり、東洋医学に携わる者がいつでも参照できるものであり、さまざまな古典に分け入っていくための出発点になるはずです。

2018年1月
兵頭明

目次

はじめに …………………………… 2

第1章　東洋医学の人体観 …………… 4
人体を構成する3つの「系」 ……… 4
あらゆる部位は五臓に通ず ………… 6

第2章　気・血・津液・精・神 …… 8
先天の精、後天の精とは？ ………… 8
4つの気 …………………………… 10
身体を支える気の役割 …………… 13
身体を養う血の役割 ……………… 15
血と深くかかわる心・肝・脾 …… 18
相互に結びつく気・血・津液 …… 18
神──「病は気から」の根拠 …… 21
第2章まとめドリル ……………… 23

第3章　蔵象理論 ………………… 24
五臓の生理である「蔵象」を
確認せよ！ ………………………… 24
正気vs邪気 ………………………… 25
肝の蔵象 …………………………… 26
心の蔵象 …………………………… 34
脾の蔵象 …………………………… 41
肺の蔵象 …………………………… 51
腎の蔵象 …………………………… 62
第3章まとめドリル ……………… 75

第4章　六腑の生理 ……………… 78
六腑の役目はたった一つ？ ……… 78
胆は勇気と決断を主る …………… 79
胃は水穀の受納と腐熟を主る …… 81
小腸は受盛の官、大腸は伝導の官… 82
膀胱の働きは約束機能 …………… 85
三焦は名前ありて形なし ………… 86
六腑の協調作用 …………………… 87
第4章まとめドリル ……………… 89

第5章　3つの病因 ……………… 92
正気と病因 ………………………… 92
外因──気候が牙をむく！？ …… 94
内因──プラス思考もほどほどに… 104
内因が負のスパイラルを
引き起こす ……………………… 106
不内外因──生活習慣の病因 …… 107
第5章まとめドリル ……………… 112

第6章　病因から病態へ ………… 114
病態が現れる機序 ………………… 114
八綱弁証法 ………………………… 119
気の病態 …………………………… 122
血の病態 …………………………… 127
津液の病態 ………………………… 132
精の病態 …………………………… 134
第6章まとめドリル ……………… 136

第7章　代表的な病証29選 …… 138
東洋医学に「病名」なし ………… 138
肝の病理・病証 …………………… 139
心の病理・病証 …………………… 150
脾の病理・病証 …………………… 159
肺の病理・病証 …………………… 173
腎の病理・病証 …………………… 185
六腑の病理・病証 ………………… 194
六腑病証の治療ポイント ………… 200
第7章まとめドリル ……………… 202

参考　五行の色体表 ……………… 208

まとめドリル解答 ………………… 209

第1章 東洋医学の人体観

 ## 人体を構成する3つの「系」

　西洋医学では身体の一つひとつの器官や細胞がおのおの独立したものとして考えますが、東洋医学では身体の器官や組織は、それぞれ異なった役割を担いながらも**互いにかかわり合い、つながっている**ものと見なします。それは、人間が自然を構成する存在の一つであり、自然界にある万物とかかわりを持って生きているように、人間の身体の仕組みもまた、自然のなかの一つであるという考え方を背景にしているからです。
　では、その東洋医学では、人体をつくりあげるそれぞれの器官や組織をどのようにとらえているのか。まずは東洋医学から見た「人体の仕組み」について、説明していきましょう。

　東洋医学では、人体には**3つの「系」**があると考えます。
　まずは気の類です。これは生体の活力として働くもので、元気（原気）・営気（栄気）・衛気・宗気の4つに分類されます。
　次に形の類。これは身体を構成しているもので、肝・心・脾・肺・腎の五臓を中心に、五主・五華・五根などで成り立っています。五主では、肝は筋、心は血脈、脾は肌肉、肺は皮毛、腎は骨を主っており、五華では肝は爪、心は面色、脾は唇、肺は毛、腎は髪を主るというように、**身体のさまざまな部位が五臓に対応しています。**
　そして3つめが経絡の類。これは、形の類にあるような**身体の**

さまざまな部位をつなぎ、信号の伝達路としての役割を担っている類です。経絡には、肺経、大腸経、胃経、脾経というように12の種類があり、これを十二正経といいます。この経絡の上にはツボがあり、このツボを刺激することで経絡を通じて身体のなかを治していきます。ただし、この他にツボを持たない経絡もあります。それは奇経八脈と呼ばれ、督脈、任脈などがそれに当たります。しかし、督脈と任脈は、それぞれ独自のツボを持っているため、先ほどの12の経絡と合わせて十四正経とも呼ばれます。

さらに、東洋医学では、この経絡の流れと経筋との相関性をしっかり把握しておくことで、身体に起こるさまざまな痛みやしびれなどを治療することができます。経筋とは、十二正経の分布に基づいて、全身の筋や運動器を分類したものです。例えば五十肩の患者さんでも、肩のなかで特にどこが痛いかがわかれば、その部位がどの経絡・経筋に関係しているかに基づいて、より的を絞った治療を行うことができます。

さて、治療に使う経絡・経穴についてです。経絡は、経脈と絡脈という2つの流れに分類されます。どう違うか、聞いたことがありますか？

身体のなかを縦方向に流れる太い流れが経脈、そこから枝分かれしていく細い流れが絡脈です。木に例えるなら、太い幹が経脈、枝葉が絡脈。先ほどいった十二正経も奇経八脈も経脈に属しますから、経脈が基本になりますよ。

そして、その経絡上の体表部にあり、気が出入りするところが経穴、いわゆる「ツボ」です。

経絡はそれぞれ五臓に連絡しており、例えば肝に問題があった場合には、肝につながる経絡、つまり肝経を調整することになりますが、その調整は肝経上の経穴を刺激して行います。

あらゆる部位は五臓に通ず

　3つの「系」のうち、形の系に分類される、肝・心・脾・肺・腎の五臓、そして筋・血脈・肌肉・皮毛・骨の五主のかかわりについて、もう少し詳しく説明しておきます。
　高齢者によく診られる疾患として、骨粗しょう症がありますね。骨粗しょう症とは、骨がもろくスカスカになり、骨折しやすくなった状態のこと。この治療に東洋医学を用いる場合、まずは骨が五臓のうちのどれと密接な関係があるかを把握することから始まります。
　では、どの臓か分かりますか？　答えは腎です。五主で考えると、腎は骨を主っています。ですから、骨密度を改善する治療をしたいなら、どの経絡を使えばいいかというと、腎経ということになりますね。
　このように東洋医学とは、**症状が出ている組織や器官などと深く関係する五臓は何か、というふうにさかのぼり、その関係を利用して診察や調節・治療に応用していく医学**ということができるでしょう。
　次に、五主の一つ、肌肉についても考えてみましょう。
　一般的に筋肉というと、筋の部分と肉の部分を総称したものを指しますが、なんと東洋医学では、**筋は肝に、肉は脾に**、と別々の臓がかかわっているのです。例えば「最近痩せてきた」という訴えがあったならば、これは「肌肉が薄くなってきた」とすぐさま東洋医学的に変換・判断し、治療は「脾経を調節すればいい」と方針を立てられるようになってください。
　五根でも同じですよ。五根とは何を分類しているのかというと、感覚器官。つまり、眼・耳・鼻・舌・口です。「最近耳が聞こえ

づらくなってきた」「年齢とともに耳鳴りがするようになってきた」なんていう患者さんがいたら、どうしますか？　耳とかかわる臓は腎。ということは、治療は腎経を使います。

　以上のように、まず東洋医学特有の、気の類、形の類、経絡の類の3つの系統があるという人体観を頭に入れてください。次章では、気の類をはじめとして、血、津液など身体をめぐる重要な生理物質について詳しく見ていきます。

中医学の仕組みがわかる基礎講義
Basic Lecture for the System of Traditional Chinese Medicine

第2章 気・血・津液・精・神

 先天の精、後天の精とは？

　気は元気・営気・衛気・宗気の4つに分類されると前述しましたが、それらの気の元になっているのが、精です。精という生理物質が変化して、気になる。その精は先天の精と後天の精の2種類があります（図2-1）。**親からもらい、次世代へ継承していくものが先天の精。離乳期以降に自分で食物を摂取して消化吸収し、自分の力でつくっていく精が後天の精**です。つまり、後天の精は飲食物から自分の力で化生して、気となって消費された先天の精を補充していっているのです。

　さて、先天の精は、腎に蓄えられています。現代人によく診られる、小児の発達不全や成人の生殖機能の低下といった問題に、この先天の精はかかわっていますから、こういった症状には腎経が調節のポイントとなります。

　一方の後天の精は脾や胃でつくられます。ですから、先述した発達や生殖機能の問題については、先天の精が蓄えられる腎経のほかに、脾経も治療のポイントになります。先天、後天、2つの角度からアプローチするといいわけですね。

　精と現代人特有の症状について、もう一つ例を挙げておきましょう。最近では、無理なダイエットが原因で、骨密度が低下して骨粗しょう症になる人が少なくありません。ダイエットにつきものの食事制限ですが、これを過度に行うとどんなことが起こるでしょうか？

```
┌─────────────────────────────────────────────┐
│                  【精】                      │
│  ┌──────────────────┐ ┌──────────────────┐ │
│  │    先天の精       │ │    後天の精       │ │
│  │ 両親から受け継いだもの│ │ 飲食物から化生して │ │
│  │ 次世代へ継承する   │ │   補充される      │ │
│  │                  │ │                  │ │
│  │    先天の本       │ │    後天の本       │ │
│  │    [ 腎 ]        │ │    [ 脾胃 ]      │ │
│  │                  │ │                  │ │
│  │ 発育、成長、生殖の源│ │ 飲食物の消化吸収の源│ │
│  └──────────────────┘ └──────────────────┘ │
└─────────────────────────────────────────────┘
```

図 2-1

　そうです、後天の精をつくることができないんですね。ということは、先天の精を十分に補充することもできなくなります。先天の精とかかわる腎は耳や骨、髪の毛にも影響を与えます。東洋医学的にいえば、先天の精が補充されないために骨が衰え、骨粗しょう症が起こる、という機序が考えられるのです。他にも過度なダイエットで月経が止まってしまうのはよく聞きますし、髪の毛が抜けてしまうなどといった症状が現れてくることも考えられます。

　精は気となって消費されていきますので、食物で後天の精を補充していかないと、やがては気を生み出せなくなり、病気の原因となるのです。

　では、次に４つの気について詳しく説明していきましょう。

4つの気

　先ほど気は元気・営気・衛気・宗気（図2-2）の4つに分類されるといいましたが、これを順番に説明していきます。

　まずは元気。読んで字のごとく「もと（元）になる気」、**生命活動の原動力**となる気です。これは先天の精、後天の精を材料として生み出されます。ですから、生きて、食事で栄養を補給する限り枯渇することはありません。

　元気は、臍下丹田に集まります。臍の下、下腹部です。だから、ここに張りがある人というのは、元気がしっかり溜まっている状態なんです。機会があれば長期入院している患者さんの臍下丹田を触ってみるといいでしょう。元気な人との違いがはっきり分かりますよ。

　さて、元気は精と関連していますから、臓腑でいうと先天の精が蓄えられている腎がポイントとなります。経絡でいえば、腎経です。もう一歩進んで考えると、後天の精をつくる脾胃の働きも重要です。経絡では脾経と胃経でしたね。

　営気・衛気・宗気は3つまとめて説明します。

　これらは、後天の精（水穀の精微）が原材料となっています。まず営気ですが、これは簡単にいうと「栄養」です。**脈中を流れ、全身をめぐって身体を栄養します。**

　次に衛気ですが、「衛」の字は「守る、防ぐ」という意味ですよね。つまり、衛気は**脈外を流れ、昼間、体表部分（肌表）に分布して身体にバリアを張ります。**こうして、外邪の侵入を防いでいるんです。衛気の作用がしっかりしていれば、外邪の作用を受けにくくなり、感冒を予防できますよ。

　今、「昼間、体表部分に分布して身体にバリアを張る」といい

ましたが、なんと衛気は時間によっている場所が違うんです。**夜になると、衛気は体表から体内に入る**んですね。これが何を意味するか分かりますか？ つまり、夜は体表が無防備になってしまうため、風邪をひきやすくなってしまうということなんです。これは経験的に納得する人も多いんじゃないでしょうか。

衛気は治療にダイレクトにかかわってくる気といえます。

あなたの周りにも、「風邪をひきやすい人」がいると思います（あるいは、あなた自身がそうかもしれませんね）。こうした人は、「抵抗力が弱い」なんていいますが、東洋医学的には「身体に外邪を入れやすい人」、つまり、**衛気が弱い人**ということになりますね。

さて、衛気は何でつくられるかというと、やはり食べ物です。ということは、「抵抗力が弱い人」には、**まず「しっかり食事をとりましょう」という指導**ができます。

では、治療ではどの臓を調整すればいいでしょうか？ 食べた物から精をつくるのは、脾胃ですね。ですから、調整・治療には脾経と胃経を使うことになります。

最後に宗気。これは**心臓や肺の機能を支える気**です。人間が生きるために絶えず行っている基本的な活動は何かというと、心臓が鼓動を打つこと、そして呼吸をすることです。人間は大気から澄み切った気である清気を吸入しています。宗気は清気と後天の精から形成され、胸に蓄えられていきます。

元気 （原気）	先天の精より化生し、生命活動の原動力。臍下丹田に集まる。関元は元気の要穴。正常なら弾力あり。衰弱すると無力
営気 （栄気）	水穀の精微から化生する。豊かな栄養分を持ち、血とともに血脈を流れる
衛気	水穀の精微から化生する。活動性が高く、脈外を流れる。肌表を保護して、外邪の侵入を防ぐ
宗気	呼吸で得られる清気と、水穀の精微による。呼吸、拍動、その他の身体機能と関連し"動気"とも呼ばれる

図 2-2

「乾布摩擦で体質改善」のヒミツ

　健康な体質をつくる方法として古くから行われている、乾布摩擦。実は、これも衛気の性質を利用した健康法なのである。衛気は日中、体表に分布しているが、乾布摩擦は皮膚刺激によって体表の衛気を増やすことができる。そして、もう一つ、皮膚は五臓の肺に関係しているが、衛気の分布は肺の作用が決定している。皮膚刺激によって肺への効果も狙っているのである。

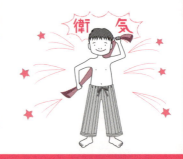

身体を支える気の役割

　東洋医学では、気の流れをとても重要視します。気とは、生きていくために身体の機能をコントロールする大切な生理物質なのです。

　例えば営気は、血液とともに脈中を流れる気で、豊かな栄養分を持っています。脈中に営気と血液が流れることを血行といい、気が流れることを**気行**といいます。血行に作用を及ぼしているのは、気行です。ですから、**血行障害のある場合には、気の流れがよくなるように経絡、経穴を刺激していけばよい**ということになるので覚えておいてください。宗気が作用している例としては、5～6時間もぶっ通しで歌っても声がかすれない歌手なんかがそうです。こういう人は、心の拍動が力強く、しっかりした呼吸ができ、咽喉や声帯が強いわけですが、東洋医学的には宗気がこうした身体活動を支えているんです。

　このように、**気が臓腑や経絡の活動、血液循環など、生きるために必要な機能を推し進める**ことを、推動作用といいます。

　気には推動作用を含めて、温煦作用、防御作用、固摂作用、気化作用という5つの主な作用があります（図2-3）。

　温煦作用は、**温める作用**です。気には、全身を温める力があるということです。逆に何らかの原因で気が不足すると、冷え性が起こります。

　防御作用は、衛気でさんざん説明しましたね。**身体を外邪から守り、病気になりにくい身体をつくる作用**です。

　固摂作用は、**体液が漏出するのを防ぐ働き**です。例えば、怪我をして出血したとしても、健康な人であれば出血がむやみに続くことはありません。また、寝ているときに涎が出ることがありま

すが、これもずっと出続けて寝室に池ができるなんていうこともありませんよね。これは、気の固摂作用のおかげなんです。

気化作用は、精が気になったり、精が血に変化したり、津液が汗や尿として体外に出るなど、**気・血・津液・精が相互変化する働き**を指します。気や血、津液、精などの生理物質を産生したり、代謝したりする働きということですね。身体のいろいろな異化作用、同化作用、また新陳代謝を決定しているのは、気の気化作用です。

東洋医学の基本中の基本概念である「気」とは、上記の5つの作用を持つ生理物質だということです。身体に不調が現れたときには、これらの作用のうち、どれが弱っているかを確認します。そして、気を整える方法、調気法を治療として行っていきます。

気の作用

推動 　成長、臓腑の生理活動、血や津液を輸送する作用

温煦 　全身や各組織を温める作用

防御 　肌表を保護し、外邪の侵入を防ぐ作用

固摂 　体液が漏出するのを防ぐ作用

気化 　気・血・精・津液の相互変化、物質の産生と代謝の作用

図2-3

さまざまな体液漏れ

　やたら汗っかきである、多汗症。汗も体液だから、多汗症は固摂作用の低下が由来しているといえる。汗は五臓と五液の関係で見ると、心にかかわっているから、汗が止まらないということは心が弱っているといえる。ゆえに治療では心を調整するのが、基本方針となるだろう。

　他にも「液漏れ」症状は、さまざまある。中高年になると、少し風に当たっただけで涙が出やすくなるなんていう人がいる。また東洋医学では、特に何の原因もなく射精してしまう「滑精」という病気がある。これらも気の固摂作用の低下が原因だ。涙は肝に、精液は腎にかかわっているから、それぞれ肝経、腎経を調整して固摂作用を上げることが必要だ。リストアップすれば、失禁や鼻水など、体液漏れ現象は無数に思いつく。しかし、症状は何であれ、治療方針はいずれも同じことがいえるのである。

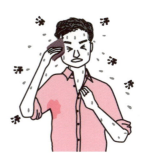

身体を養う血の役割

　気について理解できたら、次は血です。血の作用には、気と一緒に体内を循環し**栄養を運び**、**身体を潤す**というものがあります。

この作用を、濡養作用といいます（図2-4）。

さて、血は何によってつくられるのでしょうか？　答えは簡単。飲食物です。営気、衛気、宗気と同様、**後天の精（水穀の精微）が血の主な材料**となります。

他にも素材となる物がありますよ。一つは脈中に流れている営気。もう一つが、津液です。津液とは、体内の正常な水分を総称したもので、「津」とは澄んでいて粘り気がないもの、「液」は粘り気があるものを指します。津液自体は無色透明だとされています。

ここで少し考えてみましょう。血が不足している患者さんがいたとします。そんな患者さんには、何経を使って治療すべきでしょうか。答えは、脾経、胃経です。血は水穀の精微から生成され、それに臓腑は脾胃だからです。また、衛気が少なくて風邪をひきやすい患者さんと同様、きちんと食事をとっているかを確認するのも大事ですね。

それでは、この血の作用をもう少し具体的に見ていきます。

先ほど、血には栄養を運び、身体を潤す働きがあるといいました。これによって、身体の臓腑・組織・器官は正常に働くことができます。眼ならば、うまく血が循環して眼に栄養をもたらすことで、正常な視覚が保たれるということです。だから、視力低下が起こっているときには、眼そのものの問題だけでなく血などの別の要因があるかもしれない。患者を診るときは、こういった思考パターンを持つように心がけましょう。

ところで、先ほど血の素材として津液があるといいましたが、津液は体内にある正常な水分の総称ですから、血のほかに汗や涙なども津液でできています。スポーツなどで大量に汗をかくと、当然津液が体外へ出ていき、体内の津液は不足します。そうする

と、血に使う分の津液が足りなくなってしまうんです。

　体調が優れないときに、ジョギングなどの運動をして、異常に発汗し、倒れてしまうということがよくありますよね。これは、異常に汗をかきすぎて、血が不足することで引き起こされるのです。

　心も、血と関係のある臓腑です。血の不足が心に影響を与え、虚血性心疾患や心筋梗塞さえ起こりえます。一般的には発汗過多が死因と認知されることはありませんが、東洋医学的には死につながる事項です。こういったところにも、西洋医学と東洋医学の発想の違いを見ることができますね。

血

水穀の精微から化生される脈管（血府）中の赤い液体で、営気とともに流れ、四肢や臓腑、諸器官を濡養し、その働きを支える

血 と **気** のかかわり

気は血を生成する（生血）　　　[気化]作用
気は血を流す（行血）　　　　　[推動]作用
気は血を漏らさない（統血）　　[固摂]作用

図 2-4

血と深くかかわる心・肝・脾

　東洋医学において、血と関係が深い臓腑は心です。そのため、心は主血（血を主る）機能を持っているといいます。しかし、血とかかわりの深い臓腑は、心だけではありません。**肝は血を貯蔵する**、蔵血機能があります。食物が脾の働きによって後天の精を生成し、それが血の原材料となるのですから、**脾には血を生成する働き**、すなわち生血機能を持ちます。さらに**脾には、身体から出血をさせない**統血機能という働きもあります。

　心による主血、肝による蔵血、脾による生血・統血の機能によって、私たちの身体では正常な血液循環が行われているのです。これらの機能をもう少し具体的に見ていきましょう。

　例えば、出血しやすい患者さんがいたとします。現代医学でいうと、血小板が少なくなると出血傾向が強くなります。血小板減少性紫斑という、内出血による青あざができやすくなるという症状です。これを東洋医学的に考えると、重要な臓器はどこでしょうか？

　答えは、脾です。出血をさせない統血の機能を持っているのが脾ですから、脾経を治療のポイントとするのです。

　婦人科系の疾患を調節するのによく使われる経穴に、三陰交があります。これは脾経に属するツボですが、なぜよく使われるのかというと、**多くの婦人科系疾患は血の病証と密接な関係があるからなんです。**

 ## 相互に結びつく気・血・津液

　ここまで気と血と津液について、それぞれ概観しました。それ

ぞれには相互関係があることがおわかりだと思いますが、ここで一度まとめましょう。

①気と血の関係

気には血を生成したり、血を流したり、血を体外に漏らさないという働きがあります。**血を生成するのは生血、血を身体にめぐらせるのは行血、血を体外に漏らさない働きは統血**と呼ばれます。この3つの働きが、血に対する気の優位的作用です（図2-4）。

このなかで、行血は特に重要な働きといえるでしょう。血がめぐることを一般的には血行と呼び、日常生活でもよく使われますね。血行のあり方を決めているのは、気です。血に対して、気はがっちりと主導権を握っている。したがって、気は「血の帥」と呼ばれています。

西洋医学は、目に見えるものを扱います。血は目に見えますから西洋医学の対象となりますが、気は相手にされません。その点、東洋医学は「気の医学」といっても過言ではないでしょう。血行障害などの問題は西洋医学でも治療できますが、東洋医学はこれに対して、目に見えない気のサイドからアプローチすることが可能なのです。

②気と津液の関係

このことは、津液にも同じようにいうことができますね。津液の循環も、血と同じように気が決定しています。津液の生成、また体外に漏れないようにする固摂の働きも、気の働きのおかげです。

復習しましょう。循環は気の推動作用、生成は気化作用、そして外に漏れないようにするのは固摂作用でしたね。気の5つの作

用のうち、**血や津液にはこの3作用が深くかかわっています。**

　ここで、もう少し津液について補足しておきます。津液とは、体内の正常な水分を総称したもので、大きくは「津」と「液」の2つに分類されることは前述しました。「津」は澄んでサラサラとしたもので、「液」は粘り気があるものでしたね。いずれも同じ水分ですが、その性質と分布の違いに応じて、このように分類されています。

　五行の色体表、つまり身体を構成するさまざまなものが五臓にどう対応しているかという表には、**五液**という項目があります。これらはすべて、元は津液です。津液は、血には劣りますが、若干の栄養作用があります。体内の栄養成分に近い水分として開発されたのがスポーツドリンクですが、ここからも体液には栄養作用があるということがわかるでしょう。津液は、ただの水ではありません。身体を潤して、栄養する作用があるのです。特に関節部や表皮をくまなく灌漑、滋養する働きを持っています（図2-5）。

　そして、津液が体外に放出されるときには、五液にあるような形態を取ります。涙、汗、涎、涕（はなじる）、唾です。出る場所は異なりますが、すべてもともとは津液です。もう一度いいますが、これらが普段、体外に出続けないのは気の固摂作用によるものですよ。

津液

水穀の精微から化生され三焦を通路とする、血液の重要な組成成分である。諸器官や関節、表皮などをくまなく灌漑、滋養する

血と同じく　[気化]作用
　　　　　　[推動]作用　によって正常に代謝している
　　　　　　[固摂]作用

図2-5

神──「病は気から」の根拠

①五神の代表──神

血・津液を通じて気の身体的・物質的な働きを見てきましたが、最後に精神活動と気のかかわりについても触れておきましょう。

東洋医学には、**魂・神・意・魄(はく)・志**、いわゆる五神というものがあります。このそれぞれが、五臓の肝・心・脾・肺・腎に対応しています。

五神のなかで最も大切なのが、神です。**神は心の拍動、呼吸を適切に行わせますが、知的活動や精神活動にも深くかかわります。**知覚異常、精神異常、精神不振、疲れやすいといった問題は、すべて神の問題といえます。

人の感情の変化は、気の変調を生じさせます。『黄帝内経』には「怒れば気上り、喜べば気緩み、悲しめば気消える。恐れれば気下り、驚けば気乱れ、労すれば気耗り、思すれば気結(むす)ぼる」という記述があります。これは七情（p.104～106）といいますが、こうした各種の感情の変化に伴う気の変調がいきすぎれば、病に通じていきます（図2-6）。

まさに「病は気から」を東洋医学的に説明したものですが、この7つの感情をコントロールしているのが神なのです。**情動の激しい変化は神によるコントロールを揺るがし、神そのものの状態を乱します。これにより、さらに神のコントロール力がおかしくなり、悪循環が形成され、やがては精神異常に至ります。**

強い精神的な刺激は、身体的な病の元にもなりえます。例えば「怒ると気上る」。逆上すると、血圧が上がり、血管が破れるなどの病気を引き起こします。こうした激しい情動、強い情動というのは、注意が必要なのです。

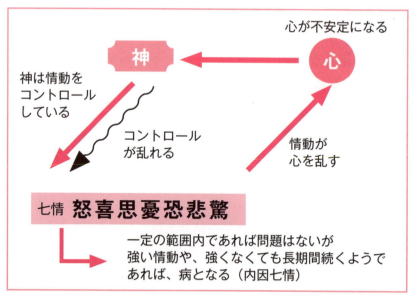

図2-6

②魂・魄・意・志の特徴は？

　また、五神のうち魂と魄は**無意識的・本能的な活動を支配しており、人格に深くかかわる**ものです。魂は肝に、魄は肺にかかわりを持っています。人格が崩壊しないように、普段は無意識下の本能的な部分を、神がしっかり統率をしています。ちなみに、日常のなかでたまに神の支配から解き放たれるようなことがあります。それは泥酔状態、高熱です。こうした状態で神の力が弱くなると、魂や魄が出てきます。

　意は、**単純な記憶や思考と関係しています**。五臓では脾とかかわります。最近物覚えが悪い、考えがうまくまとまらないといったことは、意の問題です。受験などの前に記憶力が低下したり、前に解けた問題が解けなくなったりするということが起こりますが、こうしたスランプから脱しようと不眠不休で勉強しようとす

るのは悪循環だから、やめておきましょうね。なぜなら、記憶力や思考の問題は、意の問題であってむやみにがんばっても改善しにくいからです。これを治療しなければ問題は解決しません。

志は、**目的を持ったり、思いを持続させたりする心（こころ）に関係しています**。これは五臓では腎と関係します。

五神はそれぞれ五臓に関係していますが、この五神を調整するには、それぞれ五臓に関連する経穴がポイントとなります。このツボの名前にも、五神の名前が入っているものがあります。神堂、魂門、魄戸、意舎、志室、といったものがそれで、いずれも五臓に配当しています。

生きていくために身体の機能をコントロールする重要な生理物質として、気がありました。そして、気のもとになっているのが、精でした。精には先天の精と後天の精があり、腎に貯蔵されていました。そして、五神のうち最も重要で、心の拍動、呼吸、知的活動や精神活動を主っているのが、神。この、気と精と神の3つは、合わせて「三宝」と呼ばれています。

第2章まとめドリル

■気
1. 気の種類　　［1　　］・［2　　］・［3　　］・［4　　］
2. 気の働き
   ①［5　　］作用　②［6　　］作用　③［7　　］作用
   ④［8　　］作用　⑤［9　　］作用

■血
1. 血の働き　　　　　　［10　　］作用
2. 臓と血のかかわり　　①心―［11　　］作用
　　　　　　　　　　　②肝―［12　　］作用
　　　　　　　　　　　③脾―［13　　］作用・［14　　］作用

■津液
1. 津液とは何か　体内にある正常な水分
2. 体外に出ると……五液（［15　　　］）に変化する

第3章 蔵象理論

 五臓の生理である「蔵象」を確認せよ！

　ここまで気、血、津液、精、神と見てきましたが、この章では蔵象について説明します。五臓を中心にして、人が営んでいる生理現象を見ていきましょう。

　「気象」といえば、天気の現れのことを指しますが、それと同じように、**人の生理的な現れ、病理的な現れ**のことを、蔵象と呼びます。東洋医学の診察は五臓を中心にその現れや変化をとらえますから、蔵象という言葉を使うのです。

　例えば、舌を診て、病理的な現れがないかどうかを確認するという診察法があります。舌診ですね。ひび割れや歯形がなく、一定の赤みを帯びて張りやつやがあり、適度に水分で潤っているのが、正常な舌です。逆に舌に何らかの病理的な現れがあれば、身体に何らかの異常があることになります。

　では、正常にしろ異常にしろ、それぞれの臓の営みの現れとは何なのでしょうか。それを勉強していくのが、蔵象理論です。肝・心・脾・肺・腎は、それぞれ固有の生理的な営みを行っています。その営みに異常があれば、それぞれどういった現れが、どこに出てくるのか決まっているわけです。

　例えば五臓に対応した五根──眼・舌・口・鼻・耳の状態を診ます。私たちは、患者さんからいろいろな情報をもらいます。脈を取ったり、ツボの反応を調べたり、舌を診たり、眼を診たりしていきます。そして、それぞれの部位と五臓との関係をふまえて、

診察していきます。

あるいは髪の毛のつやがなくなったり、白髪が急に増えたり、髪が細ったりという状態にも、病理は現れます。これは、**爪・面色・唇・毛・髪**の五華を五臓に照らし合わせているわけです。ちなみに、髪は腎に関係しています。こうした一見些細な情報も東洋医学的には、病んでいるのはどこなのかを示唆する、とても重要なものなのです。

正気 vs 邪気

気・血・津液・精は五臓の働きを通じて生成され、あるいは循環・貯蔵されています。そしてまた、五臓の一つひとつに対して、密接に働きかけています。この総合的な働きが、身体の抵抗力や自然治癒能力をつくっています。これを東洋医学では正気といいますが、病気にかからないようにするのも、病気にかかったあとに治癒に向けて働くのも、正気です（p.92〜93）。

この正気に対立するのが、病気の原因となる邪気です。もし邪気が働いても、正気が正常にしっかりしていれば病気になりにくくなります。正気を正常に保つには、気・血・津液・精をよい状態に保つこと、そのためには五臓をしっかり調えておくことが必要なのです。

本章では一つひとつの臓の生理を解説していきますが、その前に、五臓六腑の関係についてざっと頭に入れておきましょう。

図 3-1 は、臓と腑の組み合わせを立体的に表現したものです。それぞれ、肝・心・脾・肺・腎がどういった腑に対応しているのか、その臓腑は五行の何に当たるかを確認してください。

なお、同じ五行に分類される臓腑はそれぞれ経絡でつながって

おり、表裏関係と呼ばれる関係（水であれば、膀胱が「表」で腎が「裏」）を形成しています（図3-1）。こうした象徴的なつながりを、東洋医学ではとても重視しています。ぜひこうした発想に親しんでくださいね。

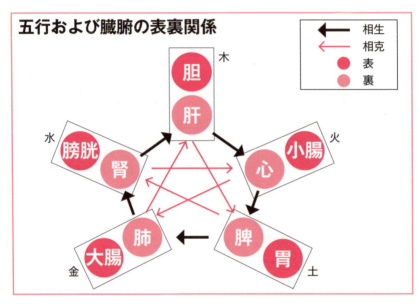

図 3-1

 肝の蔵象

①肝の疏泄

まずは肝から見ていきましょう。東洋医学では、臓の生理機能のことを「気機」と呼びます。「機」というのは機序、メカニズムのことです。気は体内を昇ったり降りたり、出たり入ったりする運動形式を取りますが、気機とはこうした気の運動の仕組みと

いうことになります。すなわち、人体の各部の生理機能は、気の運動によって起こるということを示しているんですね。

さて、肝の生理は大きく、疏泄（そせつ）と蔵血の2つが挙げられます（図3-2）。

肝は、**体内の気の運動を調整する作用**を持っています。つまり、**気機を調整する働き**です。この生理を疏泄といいます。肝の疏泄ではさらに、**脾胃の働き**の調節を行っています。運化とは、**消化吸収能力**のことを指します。脾胃は後天の精をつくる場所でしたね。つまり、食べたり飲んだりしたものを消化吸収する＝脾胃の働きを調節するということは、後天の精をつくる活動を調節しているということになります。

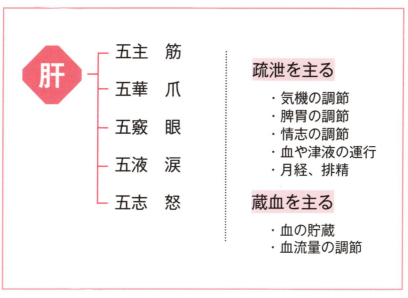

図 3-2

次に蔵血ですが、これは簡単にいうと**血を貯蔵したり血液量を調節したり**するということです。例えば脇の下を紐でぎゅっと縛って、血流が滞ると、手がしびれて物を握れなくなりますよね。身体各部は、その運動の必要に応じて、一定量の血液を必要としています。その量を判断して、そこにきちんと血液を分配するのが、肝の蔵血という機能です。**肝は血をただ貯めておくだけでなく、どこにどれくらい送り出すかということまで考えている**。すごいですね。

血液には栄養するという作用がありますが、**肝は蔵血している血液によって、自ら栄養を受けます**。これによって、肝は疏泄と蔵血という正常な機能を発揮することになります。

さらに、女性においては**月経の発来や周期の調整**も、肝の疏泄による働きです。男性の場合は、**排精**（射精）を決定するのも肝の役割です。ですので、月経周期が安定しないといった場合も、肝経の経穴が治療のポイントになります。

ちなみに、臓腑を病んでいるときに反応が現れやすいツボが、要穴です。各経絡上で特に重要な働きを示す経穴ですよね。各経絡には原穴・郄穴・募穴・絡穴・兪穴の5要穴が存在します。5要穴のうち原穴は、特に五臓の疾患に応じて反応が出やすいです。それぞれの原穴を押さえてみて、どの経絡の原穴に反応が出るか、あるいはまったく出ないかを調べてみましょう。今解説している肝なら、太衝が肝経の原穴です。ここに反応が出たら、肝に問題がある可能性が高いです。

②疏泄が失調すると……

肝の疏泄には、**情志を調節する**働きもあります。ということは、疏泄の働きが悪くなると、情志、つまり気持ちの乱れが生じやす

くなってしまいます（図3-3）。

　気持ちに関しては、色体表では五志で表現します。怒・喜・思・憂・恐の5つの感情のことで、それぞれに肝・心・脾・肺・腎が対応していますので、怒と肝がセットになっています。

　つまり、肝の疏泄が悪くなれば、**怒りやすくなったり（易怒）、イライラしたり**ということが起こりやすくなるのです。これは疏泄太過、すなわち肝の疏泄が過多なときに起こる反応です。例えば、気持ちの変動を自分で抑えられない人。むやみにイライラしていて、突然カッと怒り出してしまう人ですね。こんな人に理不尽に怒鳴られたら、「ああ、この人は肝の疏泄の調節がうまくいっていないんだな」と思うことで、やりすごしましょう（笑）。

　一方で、疏泄不足のときにはどうなるかというと、小さなことでも心配して落ち着かなくなり、**心配症になったり抑鬱的になったり**します。いずれにしても、急に怒りがこみ上げて事件を起こしてしまったり、過剰に将来などを不安視して鬱状態になったり自分を追い込んでしまったり……これらは非常によくない状況ですね。

　また、疏泄失調の場合には、**気機を調整する働きにも支障を来たします**。気と血は密接に関係しながら動いていますから、気の動きが悪くなれば、当然血行にも影響が出てしまいます。**血の滞りによって起こる病態**を、東洋医学の用語では血瘀（けつお）と呼びますが、この病態では臓腑や経絡の流通が局部的に阻害されてしまうため、その部位に痛みが生じることがあります。

　血瘀の「瘀」というのは、血滞によって生じた病理産物のことを指します。血瘀では、血液はドロドロと汚れていきます。瘀血という言葉もありますが、これは**血流が悪くなって汚れてしまった血そのもの**のことなんです。

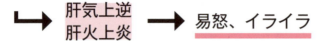

図 3-3

　さらに、気は津液とも関係していますので、気機の調整が悪くなると津液の循環も悪くなってしまいます。するとどうなるかというと、体内に水が溜まりやすくなってしまいます。津液はもともと、身体を潤して栄養を行き渡らせる働きを持っています。津液の循環が悪くなり身体に溜まる悪い水のことを、水湿といいます。水湿が発生して、これがさらに溜まっていくと、痰になります。さらさらと流れている川の水は綺麗ですが、溜まってしまうとやがて濁っていきますよね。これが水湿です。つまり、肝の疏泄失調が起こると、身体のなかにドブ川が発生するようなものなんですよね……。

③蔵血が失調すると……

　では、蔵血のほうに失調が起こってしまった場合はどうなるの

でしょうか（図3-4）。

　まず貯蔵がうまくいかない場合。これは簡単で、**血が溢れて出血してしまう**んです。そして、量の調節もうまくいかなくなります。例えば、肝の疏泄は月経の発来や月経周期や量などの調整を行っていますが、肝に問題があって疏泄や蔵血がうまくいかなくなると、この血量の調整も悪くなって、出血量が多くなったり、月経が長くなったりというような月経過多になります。

　実は、蔵血の役割にもう一つ、大事な役割があるんですが、それは「肝陽を制約する」というものです。肝陽とは「肝の陽気」のことで後の章でも説明しますが（p.145〜147）、肝が正常なときには、この肝陽と肝陰（肝の陰液）の平衡が保たれている状態なんです。しかし、このバランスが崩れて陽気を制約できなくなると、さまざまな失調が現れてきます。例えば、顔が赤くなったり、眼が充血したり、強い頭痛が起こったり、血圧が急に上昇したり……。

　なぜこんなことが起こるのかというと、**肝に蔵血された血液は肝陰とともに、身体がオーバーヒートしないように冷却する**役割を持っているからなんです。これが、肝陽の制約ということ。車にも、熱が出るところにはラジエーターが付いていますが、それと同じような働きを、肝血が担っています。

　蔵血機能のポイントは、血液の貯蔵と血流量の調整でした。そして、肝は蔵血することによって、疏泄を調節しています。蔵血ができなくなることを肝不蔵血といいますが、これが起こると、出血が起こります。蔵血が不足すると、血液が不足します。不足することを「虚」と表現しますが、肝血虚という肝の病態が起こります。

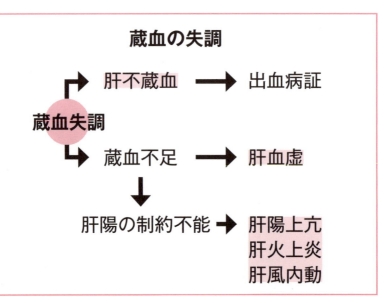

図 3-4

④肝の影響あれこれ

　肝は、他にもさまざまな部位と生理的な関係を持っています。**筋**もその一つ。筋とは「スジ」のことで、西洋医学的にいうと**腱や靱帯、筋膜が筋に相当します**。これら筋の状態を決定しているのが肝の蔵血なんです。血液が筋の栄養をしっかり行うことにより、筋は怪我をしにくくなり、正常な状態を保つことができます。

　次に爪です。先ほどの筋と同じで、爪の状態を決定しているのも、肝です。**爪が薄くなったり、もろくなったり**といったことも、肝血が不足すると起こります。

　眼も同様です。肝は眼に「開竅する」といわれています。「竅」というのは、「穴」という意味。こういった臓の機能を反映する穴は五臓それぞれにあるのですが、肝の場合は眼がこれに当たる

わけです。現代人にとって眼は、とりわけかかわりが深い器官ですよね。長時間パソコンの画面を見ていると、眼が酷使されることになります。どんどん眼に血液をバックアップしていかなくてはなりませんが、それができなくなってくると、疲労を覚えるようになります。この場合は眼を休めなくてはなりませんが、肝血が不足していくと、**視力の低下**や**かすみ眼**などの症状が現れやすくなります。

現代社会ということでいうと、ストレスは肝に及ぼす影響が強いですよ。前述の通り、肝の疏泄は情志の調節も行っています。肝は五志のうち怒と、深い関係を持っていました。近年はしばし

ストレッチの効用

スポーツ前のストレッチは、東洋医学的にも必ずやったほうがよい。なぜなら、ストレッチを行うことで、血液はその部位にどんどん流れていき、筋が潤い、弾力性が出てくるから。逆に、準備運動をせずに運動を行うとアキレス腱や靭帯が損傷したり、断裂したりという怪我のリスクが高まるのは、筋が血によって十分潤っていないためなのである。ただし、血が不足している場合は注意が必要。この状態で運動をしてしまうと、たとえストレッチをしても筋には十分に血液がまわらないため、怪我をしやすくなる。

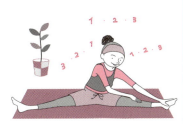

ば、「子どものキレやすさ」が問題になります。東洋医学では、学校や家庭の環境などでストレスにさらされ続けて、肝の疏泄に問題をきたすようになり、怒という情志が影響を受けた結果だと考えます。

心の蔵象

①心、神志、血脈の三者関係

　心の生理のポイントとなるのは、神志と血脈（血）を主るということです。そして、この生理的関係によって、脈・面色・舌・汗・喜ぶという気持ちに影響を与えます（図3-5）。

　まずは、「**神志を主る**」ということですが、第2章で説明した五神を思い出してください（p.21）。魂・神・意・魄・志の5つで精神活動を表しており、これがそれぞれ五臓の肝・心・脾・肺・腎に対応しているということでしたね。神志**は、このうちの神のこと**ですよ。

　五志のうち神が最も重要といいましたが、この神を主るのが心なのです。神は精神・意識・思惟活動、いわゆる精神活動全般を指します。また、知覚・記憶も神の領域です。ですから、**知覚異常や記憶障害、さらに不眠症、譫語（うわごと）、精神不振、ひどい場合には昏睡状態や意識のない状態が現れる**ことになります。これらの問題は、神志の異常、すなわち心の病で出現しやすい代表的な症状ですね（図3-6）。

　次に、「血脈（血）を主る」ということ。ここでいう血脈とは、血管のことだと思ってください。血には栄養するという作用がありました。もちろん血は心も栄養します。血が心をうまく栄養できていれば、心は正常な状態を維持でき、ひいては神志も良好な

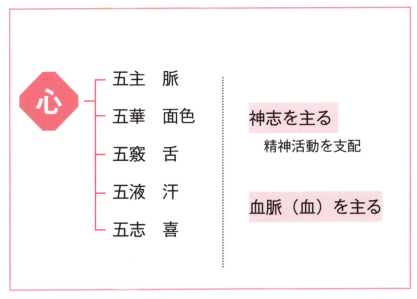

図 3-5

状態を常に維持できます。すなわち、**神志が正常であるためには心の状態が正常であること、そして絶えず血の栄養を受けていることが必要です**。このトライアングルの関係によって、正常な神志が維持できるのです。

　さて、第2章では気の推動作用についても説明をしました（p.13）が、心は何を推動しているんでしょうか。これは実際の心臓と同様、ずばり血です。心気の働きは、血液を推動して脈中に運行させる、すなわち**血液循環を主る**のです。これを心の主血機能と呼びます。

　肝の蔵血では血液の貯蔵と血液量の調節を行っていましたが、循環に関しては心が担います。肝ではどの組織、臓腑、器官にどれだけの血が必要かに応じて、必要な血液量を決定しましたが、それを循環させるのが心の主血機能。西洋医学と同様、心はポンプなんです。

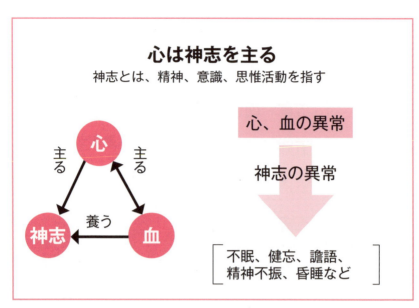

図 3-6

②心の機能が低下すると……

　では心の機能が低下すると、どうなるのでしょうか。東洋医学では不足のことを虚という言葉で表現しますが、心の機能が低下している病態のことは心気虚と呼びます。

　心は血液を推動していますが、心気虚となって推動が弱くなれば、当然血行が悪くなります。血行障害になると、さまざまなところに**色の変化**が現れてきます。例えば唇。**唇がチアノーゼ状を呈して、紫や青っぽくなります**。顔色も同じです。

　また、心のなかで血行障害が起こると、**心痛**を引き起こすことになります。胸が痛いという患者さんがいた場合、心で何かの通りが悪くなっている可能性が推察されます。

　もう一つ、心は血と神志を主っていますが、血が心で虚の状態

になると、神志の栄養状態も悪くなります。すると、神志に異常が現れてきます。この結果、一番現れやすい症状は、**不眠**です。また、心の栄養状態が悪くなった際に、心自身の症状として現れやすいのが、**動悸（心悸ともいいます）**です。

③心の状態を語る顔色

　ここで少し、東洋医学における診察について触れておきます。

　血行が悪くなり、唇や顔色が紫になったり青くなったりするチアノーゼについて話しましたが、このように私たちが患者さんを**「観察して診る」**ということを、東洋医学では望診といいます。

　東洋医学の診察法には望診のほかに、聞診・問診・切診があり、合わせて四診とします。聞診は文字通り、声の調子、呼吸音といったものを「聞く」ほかに、体臭や口臭といった臭いを嗅ぐことも含んでいます。問診は痛みの具合などだけでなく、**生活習慣などさまざまな状態を「問う」診察**。切診は、身体を切るのではありませんよ。「切」とは触れるという意味です。**患者の皮膚や脈に触れて診察する**ことを指します。

　血行障害のときには、脈に異常が現れます。ですから、望診で唇や顔色を診るほかに、切診（脈診）で脈を取っても血行障害を診察することができます。

　血行障害のときに現れやすい脈は、濇脈（しょく）です。「濇」とは「渋」と同義語で、渋った脈ということです。「渋滞」という言葉がありますが、これは滞って通りが悪いことを指します。これと同じで、**流れが悪い脈**のことを濇脈というわけです。

　心の病は、顔色の変化として現れやすいものですが、心の生理状態がよければ、顔色はとてもよいということになります。心の華は顔にあります。「華」とは、光彩や光沢のこと。色だけでなく、

第3章　蔵象理論

> **不通即痛**
>
> 　東洋医学における痛みの原理は、非常にシンプルにとらえる。「不通即通（通ぜざれば即ち痛む）」というのが、その原理。だから、痛みがある場合には、通りをよくする方法を採用すればいいということになる。これは、どんな痛みに対しても共通する治療原則なのである。
> 　では、何の「通り」をよくすればいいのかというと、大きくは気、血、そして津液。気・血・津液のどれが、どこで通じなくなって痛みを起こしているのか。それが東洋医学の治療のポイントとなる。

心の状態がよければ顔につやも見られます。

　しかし、心が病んでいたら、顔色が悪くなります。心の病み方にもいろいろありますが、共通していえることは、顔色が悪いということです（図3-7）。肝の疏泄のところで「血瘀」という言葉を使いました（p.29）が、血瘀は血行障害に類似したものです。血瘀の場合も、顔色に現れてきます。

④心の異常は汗に出る

　心の生理的関係で影響を受けるものには、汗もあります。汗は、**心の液**ともいわれており、**心の機能を反映することがあります**。ちなみに、暑いときにかく汗は、熱と関係したもので心の生理とは関係ないので注意してくださいね。

　汗は、津液から化生します。これは気の5つの作用のうち、**気**

華は顔（面色）にある

心の生理状態は、顔の光彩、光沢の変化からわかる

心気旺盛 ‥‥‥‥‥‥‥‥▶ 顔の血色良好

気　　虚 ‥‥‥‥‥‥‥‥▶ 顔面淡白

血　　虚 ‥‥‥‥‥‥‥‥▶ 顔面蒼白・萎黄

血　　瘀 ‥‥‥‥‥‥‥‥▶ 顔面青紫

図 3-7

化作用に当たります。**心の気の固摂作用が低下すると、汗が漏れやすくなります。**いわゆる多汗症です。

　これを放っておくと、実は心疾患を引き起こしやすくなるんです。一般的に考えると、汗と心につながりがあるようには見えませんよね？　どういうことかというと、血は津液と営気を素材にしており、津液（この場合は汗）と同源ということが鍵です。ということは、汗が出すぎると、素材が乏しくなり血が不足します。そうなると、心の栄養が悪くなる。こうして多汗症が心疾患に結びつくんです。

　多汗症は放っておくと将来、**虚血性心疾患**などを引き起こす可能性が高くなってしまうと考えます。東洋医学では未病を治すことも重要視していますから、汗の異常から将来起こりやすい病気を察知して、治療をするという発想が生まれます。汗など、一見

ささいなサインも見逃すことはできませんね。

⑤心は舌に開竅する

「肝は眼に開竅する」と先述しましたが、心の場合は舌なんです。

舌の働きは、「味を感じる」ことともう一つあるんですが、一体何でしょうか？

発語、つまり「言葉を発する」ことですね。発語には、舌の運動が必要になります。顕著なのが、中国語にある発音の「巻舌音」。「zhi」「chi」「shi」「ri」などですが、これらは舌を使わないと絶対に発音できません。舌がこわばってしまうと、滑らかには話せなくなるんですね。

このように味覚と発語に異常があれば、それは心の異常が考えられるわけですが、さらにいうと、**心が主る神志に異常があると味覚・発語に異常を来たします**ので覚えておきましょう。

心経のツボの通里や廉泉などは舌に作用する経穴なんです。通里は手首の内側の少し上にあり、廉泉は頸の前側にあるツボです。廉泉は舌の根元(ねもと)に作用する局所穴で、ここを押さえながら「ア・イ・ウ・エ・オ」と発音してみてください。喋りづらくなりませんか。これは廉泉を悪用した例ですが、治療に使うときには舌の動きを回復させるための局所作用を期待します。言語障害の治療のときには、「アー・イー・ウー・エー・オー」と発音してもらいながらこのツボを治療していくと、回復が早くなりますよ。通里も同様に、刺激しながら発語練習をすることがポイントです。

⑥喜は心の志

最後に、情志と心の関係も見ていきましょう。心は、五志のなかでは喜と関係を持っています。喜は心の志ということです。

喜は、良性の刺激です。笑うことも喜に入りますが、笑うという気持ちや動作は、本来は心・血・脈系統にプラスに作用します。近年では、笑いという行為が、免疫機能にプラスに作用することが科学的にも解明されています。笑うことは呼吸や発声、表情筋などにかかわっており、それが免疫機能を高めることにプラスに働きかけるというのです。

　ただし、**過度に喜の感情が高まるという状況になると、精神的に悪い作用をもたらす**こともあります。例えば「突然宝くじで3億円がドンと当たって舞い上がってしまい、まともな金銭感覚が崩壊し、人生が狂ってしまった」なんていう話もありますよね。あまりにも強烈すぎる喜びでパニックになってしまって、**心神損傷**してしまうというわけです。

　ですから、よい刺激であっても七分目、八分目ということは重要です。免疫機能を一番高める食事のとり方は、腹八分目。これと同じです。

　ちなみに、この八分目という考え方は、治療においても同じく重要なんですよ。十のうち十を治療するのではなく、**患者が自己治癒力で治す余地を残す**のが、その後の健康を維持できるポイントになるでしょう。

 ## 脾の蔵象

①脾は運化を主る

　脾と生理的に関係するのは、肌肉・唇・口・涎です。そして、生理的機能は運化・昇清・統血・生血の4つがあります（図3-8）。

　運化は栄養を吸収し、そこから生成されたものを全身に送るこ

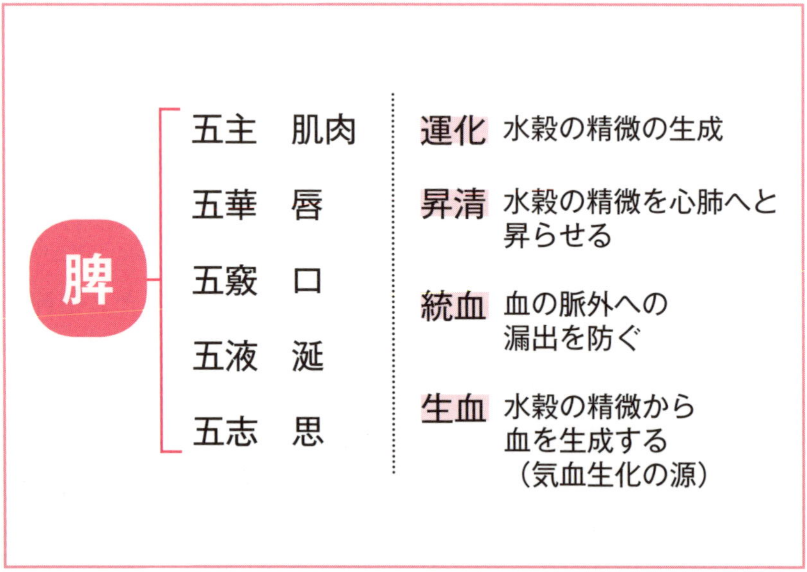

```
         五主  肌肉    運化 水穀の精微の生成
         五華  唇      昇清 水穀の精微を心肺へと
  脾                       昇らせる
         五竅  口
                        統血 血の脈外への
         五液  涎            漏出を防ぐ
         五志  思      生血 水穀の精微から
                            血を生成する
                           （気血生化の源）
```

図 3-8

とを指します。昇清は昇らせるということですが、「清」に対応する言葉が「濁」です。**濁っていないよいものを、身体の上のほうへ昇らせる**という意味です。統血は、**血が脈中から漏れないように運行させる**役割を指します。生血は、**血を生成する**ということです。

　では、まず運化から見ていきましょう。脾は水穀を消化し、その精微と水液（水分）を吸収し、心と肺に輸送します。運化の「運」は主に輸送のことを指し、「化」は変化ということを指しますが、変化のなかには消化も含まれます。水穀とは、私たちが食べたり飲んだりする食物のことを指します。そして、精微は、消化吸収することで生成される物質のことを指します。これが、いわゆる水穀の精微です。脾の運化機能によって水穀の精微が生成されるというのが、ここでの重要ポイントです。

気・血・津液・精を正常に維持するためには、次の2つのことが絶対必要です。
　一つは、身体の抵抗力や自然治癒能力をつくる働きである**正気**です。正気には、気・血・津液・精の働きかけが必要でしたね。もう一つが、**食べる**こと。食べたものが入ってこなければ、脾は働かなくなります。そして、食べたものを処理するのは、脾の運化が担います。
　このように気・血・津液・精の原材料をつくりだすのが、脾の運化機能であることから、脾は「気血生化の源」であるともいわれます。

②運化機能と他の臓腑との関係

　ここで、脾の運化が他の臓とどのようにかかわっているのかについても確認しておきましょうね。次の関係図を見るとわかりやすいですよ。
　まず、私たちは食べ物である**水穀**を食べます。少し予習になりますが、後に出てくる胃には、食べ物を受け入れて納める働きがあります（p.81）。これを胃の**受納機能**といいます。受納が働くと、食欲が起こり、食べ物を食べたくなります。食べた後は、胃が初歩的な消化作業を行います。これを**腐熟機能**といいます。食べ物をドロドロにする働きのことです。食べ物は胃の腐熟機能によって、運化しやすい状態になるんです。
　そして、**脾によって**本格的な消化**が始まります。そこで大まかに水穀の精微**と**水液の精微**、この2つが生成されます。水液の精微は、主に身体の正常な水分である津液となります。そして、もう少し後で説明する**昇清**という働きによって、これらが心と肺に送られます。そして、**心・肺の作用を通じて、全身に輸送されて**

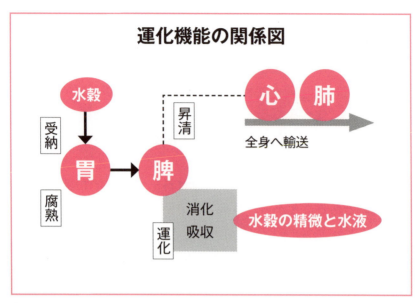

図3-9

いきます。

脾を中心に置いた他の五臓六腑との関係は、図3-9のようになりますが、これは運化をメインに見た関係図です。他の臓腑とも協調関係はありますが、まずはこの運化に関する協調関係を押さえておいてください。

③運化に失調をきたすと……

運化の内容には、水穀の運化と水液の運化がありました。では、これらの運化に失調が起こった場合は、どのような状態になってしまうのでしょうか（図3-10）。

まず、水穀の運化に失調をきたすということは、消化が悪くなるということですから、下痢を起こします。また、消化・吸収によって精微がつくられ、それが気・血・津液・精の元になってい

運化の失調

①水穀の運化の失調（脾失健運）

消化吸収の障害 ━━▶ 下痢
　　↓
気血生化不足 ━━▶ 気虚、血虚を誘発

②水液の運化の失調（脾虚湿盛）

水湿の停滞 ━━▶ 浮腫
　　↓
湿、痰を形成「脾は生痰の源」

図 3-10

ましたが、それがうまくいかなければ、**気や血の生化不足**、つまり気虚、血虚が起こるということです。

　水液の運化が悪くなった場合には、まず浮腫が生じることになります。津液には栄養価値があります。体内を循環して、全組織を潤す役割を担っているのです。この循環が悪くなれば、津液は滞って栄養価値のないものに変化します。栄養価値のない、身体にとって不必要な水分は湿です。この湿が凝集すると、痰に変わっていきます。

　痰がからむという患者さんがいた場合には、津液の停滞が問題となっていますから、脾の運化に支障があると考えます。すると、治療のポイントは脾経ということになりますね。気虚あるいは血虚という患者さんがいた場合にも、脾経を治療することになります。

④脾は昇清を主る

脾の2つめの生理は、昇清でした。「清」は先ほど、「濁」の対義語で「よいもの」といいましたが、具体的には水穀の精微のことを指しています。つまり、**昇清とは、脾胃で吸収した水穀の精微を昇らせる**という働きなのです。

脾の運化によってつくられた清気の送り先ですが、メインは心・肺です。それより上には頭部・顔面部がありますが、ここも昇清の範囲に含まれます。昇清がうまくいっていれば、頭はすっきりしますが、運化に身体が精一杯になってしまっていると、昇清はうまくいかず、頭がぼんやりすることがあります（脾不昇清）。食後に頭が重くなって眠くなるなんてことはありませんか？　あの眠気の原因は昇清がうまくいっていないからなんですね。逆に昇清がスムーズであれば、食後でも眠くなることはありません。**脾不昇清がひどくなると、精神不振やめまいといった症状が起きてきます。**

昇清には、もう一つの働きがあります。それは、**内臓の位置を安定させる**ということです。したがって、**昇清の不調は脱肛、胃下垂などの内臓下垂などの原因となります**（脾気下陥）。女性の場合、子宮が下がってきて外へ出てしまう**子宮脱**がありますが、この原因も昇清の不調にあります。

病名は違っていても、「下へ落ちる」現象に対しては共通して脾の昇清が関係しています。ですから、こうした症状・疾患には脾経が治療のポイントとなります。

⑤脾は血を統べる

脾の3つめの生理機能は、統血です。「血を統べる」とはどういうことなのか。ここでまた固摂作用が出てきます。

固摂作用とは、体内から血や津液が漏れないようにする働きでした。統血はほぼこれと同じ意味で、**血をしっかり固摂して、血が脈外に漏れないように、正常に循環させる働き**のことを指します。ちょっとしたことで出血しやすかったり、内出血しやすい人がいます。この場合は、脾の統血に問題があるということになります。ということは治療のポイントは、脾経です。

　統血が悪い状態のことを、脾不統血といいます。脾の機能低下により統血機能が減退すると、出血を起こしやすくなるだけでなく、例えば**血便や血尿、また崩漏（女性の不正性器出血）**などとして現れてきます。

⑥脾の生血機能

　4つめの脾の生理機能は、生血です。ただこれは、運化のところでほとんど説明をしてしまいました。運化がうまくいくことによって気血が生成されるため、「脾は気血生化の源」ということでしたね。つまり、この生血という脾の働きは、運化が決定しているということになります。

　ここまでの復習をざっとすると、血の循環に関係することとしては、心の主血、肝の蔵血、そして脾の統血といった働きがありました。これらが、血の循環に関して、それぞれの役割を果たしているのです。

　加えて予習ですが、気と血の関係として、全身の気を主っている臓としては肺があります。肺の主気機能（p.51）は、血液循環をバックアップします。つまり、しっかりとした呼吸によって、気が血液循環を助けることができる、ということです。

⑦脾の生理的関係

続いて、脾の生理的関係を見ていきましょう。この項の冒頭では**肌肉・唇・口・涎**の4つを挙げました。

まず**肌肉**についてですが、筋と肌肉の違いをもう一度思い出してください。筋肉のなかでも、筋(すじ)のほうは五臓では肝にかかわる部位で、隆起している肌肉、いわゆる筋肉のほうは、脾にかかわっているといいました。脾は肌肉の状態を決定しているんですが、とりわけ**運化がこれに作用しています**。

脾の運化がよいということは、肌肉の栄養状態がよいということです。張りがあって隆起しているのが、よい状態です。これが悪くなると、**肌肉が痩せたり、筋力が低下したり、筋肉が萎縮したりします**。ですから、「急に痩せてきた」という患者がいた場合、脾経を中心に治療することになります。まず脾の運化機能を高めるための治療を組み立てましょう。

次に開竅ですが、脾は**口**に**開竅しており、味覚と関係しています**。

運化が正常に動けば食欲も良好になります。運化で消化が終わると、空腹感が起こり、その結果、食欲がわきます。胃の受納と脾の運化は、このように協調関係を持っています。運化に障害があると、受納すなわち食欲にも影響しやすくなるでしょう。あるいは食欲に障害があれば、今度は運化にも悪影響が及ぼされます。正常に運化が行われれば食欲も良好になり、脾は口に開竅しているため、味も良好に感じることができます。

心の項では「心の華は顔に現れる」といいましたが、**脾の華は唇に現れます**。唇の色つやがあるかどうかが、脾の健康状態を診るポイントです。運化機能の失調、食欲不振、あるいは味覚の異常というのは、脾が悪いということを示しています。あまり味を

感じられない、味付けが濃くないと物足りなく感じるといった状態や、口の中が絶えず甘かったり、ねっとりしていたりするという状態のときには、脾に問題がある場合が多いのです。

さらに、五液の一つである涎にも作用しています。涎の役割の一つは、**口腔を潤し、口腔粘膜を保護する**ことです。長く喋っていると口内が乾いてくる口乾という現象は、涎の問題です。口乾になると、涎の補充が必要になります。また、食事をとれば涎の分泌が増えますね。ものを食べるときに飲み込む、**嚥下**という動作がありますが、これも涎が助けています。**消化**も涎が助けます。

⑧脾にかかわる志

情志のうち、脾とかかわるものは思です。思とは、**思考・思慮**のことを指します。

脾の生理のなかに昇清がありましたが、この昇清がきちんと働いているときには、思考がきちんとできます。

思という情志も、過度になると身体にはよくありません。やっぱり「考えすぎ」はよくないんですね。脾の状態がよければ思考、思慮の能力はきちんと発揮されますが、脾が悪くなればこれらの能力はしっかり発揮できません。逆に、思が過度になると、脾に負担がかかることになるのです。

例えば、試験などの前に勉強をしすぎるのは、脾に負担をかけてしまうことになります。脾が損傷すると、昇清が悪くなり、そうすると思考・思慮がまた悪くなります。悪くなると、それを何とか取り戻そうとさらに勉強をしたり、思い悩んだりしますが、これがさらに脾に負担をかけることになります。このように、過度な思は、脾を悪くする悪循環を生み出しやすくなるのです。

こうした場合には、思考を少し休ませましょう。リラックス、

気分転換が必要なのです。鍼灸で脾経を整えてもらうというのも手です。合せ技で、脾経だけでなく心経も治療するという人もいます。思考・思慮の元締めである神志を統括するのは心でしたが、**神志の状態をよくすれば、脾にフィードバックされて思の状態の改善も図れるという考え方ですね。**

食事のときには目の前の食べ物に集中すべし

　よく「ながら食べは消化が悪くなる」といわれる。逆に、食事に集中し、今口にし、味わっているものに意識を向けることは瞑想的な効果があるとされている。いずれにせよ、食べるときは食べることに集中するという態度は、東洋医学的にも理に適っているといえる。

　つまり、食事の際は、脾を運化に集中させるべきなのである。そんなときに、テレビや新聞、スマホを見ながら食べたり、考えごとをしながら食べると昇清が行われてしまう。その分、運化がおろそかになってしまうのである。

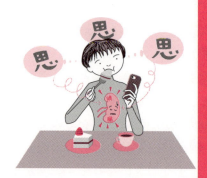

肺の蔵象

①肺は気を主り、呼吸を主る

　肺の生理のポイントは、4つです（図3-11）。一つめは気を主り、呼吸を主ること。2つめは宣発と粛降を主ること。3つめは水の行り（通調水道）を主ること。そして4つめが、百脈を朝める（肺朝百脈）こと。「百脈」は「100本の脈」ということではなく、「たくさんの脈が肺に向かって集まっている」ということです。

　肺の生理的関係ですが、皮・毛・鼻・涕にかかわってきます。涕は鼻水のことです。さらに、情志では憂が関係してきます。

　ではまず、生理のポイントを一つずつ見ていきましょう。

　一つめの生理は、肺は気を主り、呼吸を主る。「気を主る」ということを、主気という言葉で表現する場合があります。この主気機能については、2つの内容があります。一つは**呼吸の気**を主るということ。もう一つは、**全身の気**を主るということです（図3-12）。私たちは、普段何気なく呼吸をしていますよね。呼吸を細かく分析すると、外の気を吸い込んで、身体のなかの汚れた気、濁気を身体の外に出しています。吸い込むことを吸気といい、吐き出すことを呼出あるいは呼気といいます。**鼻を通じて大気中の清気を吸い込み、体内の濁気を呼出する**というのが、呼吸の内容なんです。それを行っている臓腑が、肺です。だから、肺は呼吸を主るということになります。

　この清気についてですが、**大気中の清らかな気と、脾の作用で吸収された水穀の精微が合体すると、**宗気になります。第2章で説明しましたが、気には元気・営気・衛気・宗気の4種類がありましたよね（p.10〜12）。このうち宗気は、大気中の清気と水穀の精微が合体して、胸に集まったもののことを指します。宗気の

第3章 蔵象理論

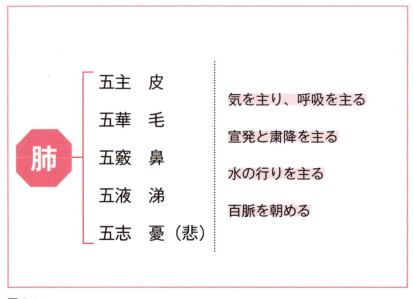

図 3-11

働きは心の**拍動**や、**呼吸の状態**、**発声の状態**とかかわっています。

さて、呼気と吸気は、肺の生理として2つめに挙げた、宣発と粛降の働きと密接にかかわります。というのも、肺の粛降によって私たちは清気を吸入し、宣発によって濁気を呼出しているからなんです。宣発と粛降には他にもたくさんの作用がありますが、それは後ほどまた詳しく説明します。

呼吸の際、1回吐いて1回吸うことを、「一宣一降」ということがあります。宣発の「宣」と粛降の「降」を合わせた言葉で、「宣降」という場合には2つを合わせて表現しています。

肺の宣発と粛降、すなわち吸入と呼出によって、私たちは気を身体に入れたり出したりしています。この「吸って吐く」運動のベクトルですが、これは上下方向を描いています。ということは、**呼吸運動というのは体内における昇降運動**であるともいえます

ね。

　昇降運動があるということは、**内臓にとってはマッサージ効果を持った作用**をもたらします。ですから、寝たきりの人や長期入院をしている患者さんには、きちんとした呼吸法を身につけてもらうといいですよ。呼吸するだけで、内臓を弱らせずに済むんです。呼吸は、健康を保つためにはとても重要な要素なんですね。

　気の昇降・出入といった運動形式のことを「気機」という言葉で表現しますが、肝の疏泄が気機を調整すると前述しました（p.26〜27）。肝に加えて肺も、気機にかかわっています。**肺の宣発と粛降が呼吸という運動を通じて、気機の調整をバックアップしているんです**。肝と肺は、お互いに協調しあって気機を調節し、体内の気のめぐり、気の動きを調節しているのですね。

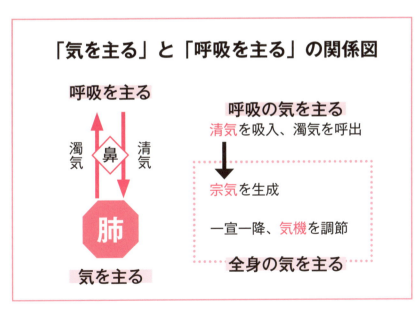

図 3-12

②肺は宣発を主る

では、宣発についてより具体的に見ていきましょう。

宣発とは、「昇発」と「発散」を指します。**宣発により濁気を吐き出したり、津液と気を全身に散布して行き渡らせます**。ポイントは、宣発の運動ベクトルは**「上」「外」へ向いている**ということです（図3-13）。

津液と水穀の精微を全身に行き渡らせるといいましたが、これは外に対してのベクトルになりますので、行き着く先は皮毛、つまり、皮膚のことです。ここで、第2章で説明した衛気について思い出してください。衛気は脈外を流れていて、昼間は体表に分布して身体にバリアを張り、外邪に対して防御作用を発揮するものでした（p.11）。これがどの臓腑によって体表に分布されるかというと、肺なんです。**肺の宣発によって衛気は体表に分布し、防御作用を発揮しています**。ですから、衛気が十分に体表に分布するためには、肺の状態が正常であることが前提になります。

逆にいえば、衛気が十分に生成されていても、肺の機能が弱っていて分布させる力が弱かった場合は、体表の衛気の状態が悪くなり、外邪の侵入を受けやすくなってしまいます。したがって、風邪を引きやすくなる**易感冒**となります。

もう一つ、肺の宣発には大切な役割があります。それは、腠理（そうり）の開閉に作用するということです。腠理とは、狭義では**汗腺**のことだと思ってください。皮膚上で開いたり閉じたりするものは、汗腺ですからね。ただ皮膚をよく見ると、しわしわになっている部分もあります。汗腺はその穴だけが開いたり閉じたりするのではなく、このしわの部分も協調運動をしながら、穴を開いたり閉じたりしていることになります。暑ければ緩み、寒ければ鳥肌が立ちますが、こういった働き全体を指して、腠理といいます。

宣発を主る

宣発…「上」「外」へ宣通発散

① 体内の濁気を呼出

② 津液と水穀の精微を全身に輸送、皮毛に到達

③ 衛気を宣発、腠理の開閉により発汗調節

肺気失宣〔呼気不利、胸悶、咳喘、鼻閉、くしゃみ、無汗〕

図 3-13

　では、腠理の開閉によって何を調節しているかというと、発汗です。**発汗の状態は肺の宣発と関係していて、かつ衛気とも関係しています。**

　衛気の働きには、「肌膚を温め、腠理を開闔(かいごう)する」ということがあります。「闔」は「閉」と同義語です。そして、衛気の体表における状態を決定しているのが、肺の宣発ということになります。

　この肺の宣発が悪くなった状態のことを、肺気失宣といいますが、こうなると、宣発は呼気と関係していますので、**呼吸の状態が悪くなります。また、皮毛の状態もおかしくなり、鼻水が出やすくなります。**

③肺は粛降を主る

次に粛降について説明します。ベクトルは宣発の逆ですから、「下」「内」です（図3-14）。

組織などで邪魔になった人を排除したりするときに、よく「粛清」といったりしますよね。現代では物騒なイメージの言葉ですが、本来は「悪いものを除く、除去する」という意味で、簡単にいえば「きれいにする」ということなんです。というわけで、肺の粛降も「きれいにする」作用があります。

粛降は、「下」「内」のベクトルに沿って**津液と水穀の精微を輸送し、絶えず気道を清潔な状態に保つ**という働きを持っています。ですから粛降が悪くなってしまうと、呼吸の異常（呼吸促迫）、咳痰、喀血が起こることになります。

また、津液は宣発によって体表に送られ、適度な腠理の開闔によって外に漏れると、汗になります。津液は体内を循環しながら、全身、臓腑・組織を潤し、若干の栄養作用を持っています。しかし、不必要になったものは、体外に排泄されます。宣発によって体表に向かった津液は最終的には汗として排泄されますが、粛降によって下に送られた津液は**腎・膀胱の気化機能を通じて、尿に変わって排泄されます**。

津液の主な排泄方法は、汗と尿です。それから若干、大便のなかにも含まれています。もし大便に津液が入っていなければ、便が固くなって排便しにくくなってしまうんです。このようにして、不必要になった津液は体外に排出されます。

④肺は通調水道を主る

肺の3つめの生理は、「水の行りを主る」ということでした。これを「通調水道を主る」といいます。先ほど宣発と粛降を紹介

> ## 粛降を主る
> 粛降…「下」「内」へ粛降下降
>
> ① 自然界の清気を吸入
>
> ② この清気と津液、水穀の精微を下へ輸送
>
> ③ 肺、気道の清潔な状態を保持
>
> **肺失粛降** 〔呼吸促拍、咳痰、喀血〕

図3-14

しましたが、ここで同じことがもう一度出てきます。

　宣発では津液を「上」と「外」のベクトルに、粛降では「下」と「内」のベクトルに輸送していました。このように宣発も粛降も津液の輸送にかかわっていましたが、通調水道もまた**体内の水液の輸送・排泄に対する肺の動き**のことをいいます。

　脾の運化機能によって生成された正常な水分である津液は、脾の昇清機能によっていったん肺に送られ、溜まります。そして、肺の宣発と粛降機能によって全身を循環していきます。ですから、肺は「水の上源」ともいわれているんです。水が貯まっているところ、つまりダムのようなものですね。

　その水の循環を決定し、代謝に深くかかわっている宣発と粛降の協調作用が、肺の通調水道機能となります。通調水道に影響が出ると、顔にむくみが出やすくなります。

「風邪をひくと顔がむくみやすい」という人の場合は、水の上源である肺を治療することがポイントとなります。**肺の宣発は「上」「外」というベクトルでしたから、上への水の行りが悪くなると、顔にむくみが出やすくなるのです。**

ただし、むくみが全身性のものであれば、それは腎の問題です。腎は次の項で詳しく解説しますが、少し予習をすると、腎には「主水」という機能があります（p.70）。これは全身の水を主るというものです。腎が、水の代謝を統括しています。肺はそうではなくて、水を集めて循環させています。また、脾にも水液の運化という生理がありましたね。ということは、水の代謝にかかわっているのは、肺と腎と脾の3臓で、**身体の上の部分を肺が、中心部分を脾が、そして下の部分を腎が管理しています。**

私たちの体内は、ほとんどが水分からできています。ですから、水の代謝はとても大切です。適度に水分をとって、それを代謝させることが重要なのです。そして、水が行るためには、それを動かす力が必要です。津液を動かす力も、気の働きです。ですから、肺の「気を主る、呼吸を主る」という生理は、とても重要なものです。きちんとした呼吸ができていれば、血行だけでなく、水の循環もよいということになります。

通調水道の関係図（図3-15）を見て確認しましょう。まずは飲んで身体に取り込まれた水分は、胃に入ります。そして、**脾の働きで吸収**され、いったん水の上源である肺に、**脾の昇清機能によって送られ**てきます。その後、肺の宣発によって「上」「外」へ、また粛降によって「下」「内」へと輸送されます。**宣発のほうでは汗として、粛降では尿として排泄**されます。

飲んだ水のうち、いらなくなったものは排泄され、必要なものはいくつかの臓腑の働きによってもう一度送り返されて、体内で

リサイクルされることになります。もしいったん体内に入れて津液になったものがすべて体外に出てしまったら、また相当の量を補給しなければならなくなりますが、それでは間に合いませんのでリサイクルするのです。

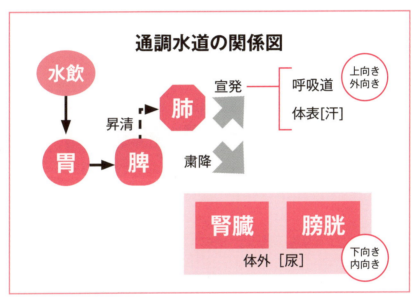

図3-15

⑤宣発と粛降の協調関係が悪くなると……

ここでいったん、宣発と粛降の関係を一度整理しておきましょう。

図3-16を見てもらうと、**①は呼気と吸気の関係**です。宣発と粛降の協調関係が悪くなることを、肺失宣降といいます。「失」というのは悪くなるということです。つまり、**呼吸の状態が悪くなる**。**②は水の代謝と関係**しています。この協調関係が悪化すると、水の代謝が悪くなります。**③は栄養物質の輸送と関係**してい

ます。この協調関係が悪くなると、栄養物質である気・血・津液の循環に障害が現れます。

宣発と粛降の協調作用

① 濁気を宣発、清気を粛降
　　肺失宣降 ➡ 呼吸異常

② 水液を宣発と粛降（通調水道）
　　肺失宣降 ➡ 通調水道に影響

③ 水穀の精微を宣発と粛降
　　肺失宣降 ➡ 気・血・津液の運行に影響

図3-16

⑥肺は百脈を朝める

肺の生理のうち4つめは「百脈を朝める」です。

「朝」という言葉には、「集合」という意味があります。肺には全身の経脈が集まることから、このようにいわれるのです。

心は主血で、肺は主気、すなわち、心は血液循環と関係しており、肺は呼吸と関係していましたね。心と肺の協調関係を見てみると、**血液循環は肺の主気によって助けられています**。肺は心を助け、呼吸によって血液の循環をバックアップしているのです。

一方で、心の作用によって**全身を循環した血液は、百脈を朝めている肺に戻ってきます**。濁気は、肺の作用によって呼出されま

す。ここに百脈を朝めることによって、循環を終えた血が肺に集まり、そこで**気体の交換が行われ、肺の宣発によって濁気が呼出されることになります**。身体のなかのいらないものは、津液も気も、このようにして肺の宣発によって外に出されていくことになるんです。

　もし、肺の機能が低下するとどうなるかというと、まず血行無力となり、**血の鬱滞**が起こります。肺の主気が低下することで、血行をバックアップできなくなり、循環が悪くなるんですね。

⑦肺は皮毛を主り、鼻に開竅し、憂にかかわる

　最後に、肺の生理的関係を確認していきましょう。

　一つめは、皮毛。皮毛の状態を決定しているのは、肺なんです。具体的にいうと、津液と衛気ということになりますが、皮毛まで津液や衛気を分布させているのが、肺の宣発の働きだということです。**宣発は皮毛を潤し、衛気が到達することによって体表部分において外邪からの防御作用を発揮します**。風邪をひきにくい状態をつくってくれているということです。

　もし、肺の状態が悪くなると、皮毛はかさついて、抵抗力が低下します。また、衛表不固という状態になります。衛気が体表に分布している状態のことを「衛表」といい、不固の「固」は固摂の固、つまり「固摂が悪い」ことを示します。ということは、どうなりますか？　「漏れる」ということです。衛表不固になると、**汗が出やすくなる**のです。

　また、肺は鼻に開竅します。そして、涕（鼻水）は肺の液とされています。涕には鼻竅、つまり**鼻の穴を潤し、鼻腔粘膜を保護する**という働きがあるんです。もう一つ、呼吸の際の異物を流すという働きもあります。呼吸を通じて変なものが入ってきたとき

第3章　蔵象理論

に、涕が分泌されて異物を流し出すのです。肺が熱を持ったり乾いたりすると、鼻や涕には異常が現れます。鼻の通りが悪くなったり、涕が異様に出たりします。

　肺は、「嬌臓（きょうぞう）」とも呼ばれています。「嬌」とは「弱い」という意味、つまり、肺はデリケートな臓だということです。何に対してデリケートかというと、**寒熱の刺激**です。これは、皮毛や鼻を通じて肺に影響を及ぼします。それは、皮毛や鼻が直接的に寒熱刺激を受ける場所だからです。

　肺は寒熱の変化を受けやすい臓ですが、逆に肺がしっかりしていれば、皮毛や鼻には異常は現れません。例えば寒い所から熱い所に移動すると、くしゃみが出るという人がいますよね。こういう人は、肺の働きが悪くなっているということがいえるのです。また肺が正常な場合は、鼻の通りもよく、さらに嗅覚も正常に働きます。

　最後に、肺は五志のなかでは憂に関係しています。憂い、悲しみという情志は、長引けば長引くほど、肺に悪影響を及ぼしていきます。そして、悪くなった肺によって、さらに憂いや悲しみという情緒変化は起こりやすくなってしまいます。

腎の蔵象

①腎の生理は蔵精・主水・納気

　五臓の最後、腎について見ていきましょう。腎の生理については、蔵精・主水・納気の3つです（図3-17）。

　まず蔵精ですが、この「精」というのは、気・血・津液・精のうちの「精」に当たります。精の生成については、第2章で取り上げた先天の精・後天の精（p.8～9）を思い出してくださいね。

後天の精がつくられるのが脾胃でしたが、これに対して、**先天の精は腎と直接関係していました**。いずれにせよ、**後天、先天の精を貯蔵する働きが蔵精**です。この働きによって、成長や発育、生殖機能などが正常に保たれます。

次に主水ですが、こちらは「水の代謝を主る」ということです。全身の水液代謝を調整するのは、腎の生理です。

3つめの納気は、呼吸と関係しています。呼吸を主っているのは肺でしたが、息を吸い込む**吸気**については、実は腎の納気機能と関係しています。呼吸は肺が行っていますが、特に**深く息を吸い込むということに関しては、腎の納気機能がバックアップ**しているんです。

深く息を吸い込むことができず、浅い呼吸をしていることを浅迫呼吸といいますが、この場合は納気が弱っているということが

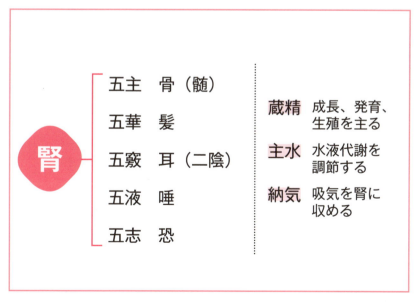

図 3-17

いえます。**喘息の発作なども同じ**です。吸気困難な場合は、腎の問題がかかわっていることがあるのです。

先に、生理的関係について見ておきましょう（図3-17）。

腎は、骨髄に深く関係してきます。また髪の毛、耳、それから前陰と後陰の二陰の状態にもかかわってきます。前陰は外生殖器のことを指しており、尿の排出にかかわります。後陰は肛門のことを指し、大便にかかわってきます。

また、五液でいえば、関係してくるのは唾です。五志では、「恐れおののく」という意味の恐にかかわります。

②腎は蔵精を主る

では、まずは蔵精を詳しく見ていきましょう。腎の蔵精という生理機能は、精気あるいは精を封蔵する働きを指しています。「封」は閉じ込めるということです。ですから、**精が勝手に漏れていかないように、閉じ込めている**ということです。

漏れないようにする働きのことを、**固摂**といいました。つまり、腎の固摂は主に精・精気が漏れないようにする働きということになります。**ただ貯蔵するだけでなく、固摂しているということがポイント**です。

腎が蔵精した結果、そこに蓄えられた精のことを、腎精といいます。腎精の働きについては、次の5つが挙げられます。

(1) 成長、発育を主る
(2) 天癸の生産→生殖を主る
(3) 腎陰・腎陽の化生
(4) 髄を生じ、脳を充たす
(5) 化血

先天の精と関係している腎ですが、蔵精という機能だけでも、

これだけの内容を持っているのです。では、次の節から①〜⑤、それぞれを具体的に見ていきましょう。

(1) 成長・発育、生殖機能にかかわる腎精

　先天の精は、両親からもらった精です。生まれたときからスタートして、この先天の精に加えて、食べたもの飲んだものから、私たちは後天の精をつくり出していきます。人間は、そのようにして成長をしていくわけですね。そして、年を重ねていくと精は減っていきます。減るにつれて、私たちの身体には老化現象が現れてきます。

　こうした精の減少を緩やかにすべく、精の補充を行うのが後天の精でした。**この後天の精をつくるのは、脾です**。ちゃんと食べて、ちゃんと消化して、ちゃんと排泄するという行為は、人間が生きていくうえでとても重要な行為ですよね。こうした行為によって、脾は精を生み出しています。**脾が生み出した精を、腎は蓄える**ことで成長発育を主っているのです。

(2) 天癸の生産

　天癸とは、**腎精の働きによって生産される生理物質**です。この生理物質は**生殖機能と関係しています**。女性は一定の年齢になると、7年周期で生理的な変化が起こります。男性は8年周期です。

　一定年齢とは女性では $7 \times 2 = 14$ 歳、男性では $8 \times 2 = 16$ 歳。この時期の前後に、腎精の働きによって天癸という生殖機能を持った生理物質を生産できるようになるということなんです。女性は14歳前後で月経が始まり、男性は16歳前後で射精するようになると考えられており、簡単にいうと生殖機能を発揮するようになるということです。

(3) 腎陰・腎陽の化生

　東洋医学では、あらゆる物質には陰と陽という2つの面があると規定します。そして、陰陽どちらか一方がなくなると、もう片方も消滅してしまうと考えます。これを生命や身体に当てはめてみると、生きていくためには陰も陽も同時に必要であり、片方がなくなるということは死を意味するということになるでしょう。

　腎もしかり。やはり陰の面と陽の面があります。では、それぞれ何が腎陰、腎陽なのか。簡単にいうと、**腎という臓器、構造の部分が**腎陰に相応し、**腎の働き・機能の部分が**腎陽に当たります。構造と働きの2つが同時にうまく機能することが重要で、どちらかが欠けてしまえば腎は存在することができなくなるというわけです。

　ところで、腎陰と腎陽は、腎だけのものではありません。腎陰は全身の陰の根源、腎陽は全身の陽の根源でもあるのです。五臓六腑はすべて、腎と同じように陰と陽の面を兼ね備えていますが、腎陰は肝陰・心陰・肺陰・脾陰の元に、腎陽は肝陽・心陽・肺陽・脾陽の元になっているということです。腎陰と腎陽がいかに重要かということが分かりますね。

　そして、この腎の陰と陽の状態を決定しているのが、腎精です。腎精は腎陰・腎陽を化生し、腎陰と腎陽は陰陽の根源とされているのです。

　ここで一つ例を出しましょう。この腎精が減ることによって起こる老化現象として、「夜になると火照る」というものがあります。これは、**腎陰が不足した結果です（腎陰虚）**。逆に、陽が不足する（腎陽虚）と、**寒がりや冷え性になります**。同じ老化現象でも、陰が減っているか陽が減っているかで、その現れは変わってきます。腎陰虚、腎陽虚のどちらに傾くかで、寒熱の変化がそれぞれ

異なるのです。ということは、**陰陽のバランスがどうなっているかを、寒熱で診ることができる**んです。陰と陽の変化を決定している腎精が充実していれば、肝・心・脾・肺・腎の五臓の陰陽もすべて充実して、お互いにうまくバランスを取り合うことができます。冷えないし、熱くもならず、うまく寒熱のバランスが取れるのです。これが正常な状態です。

(4) 髄を生じ、脳を充たす

　脳は、精神活動とも深く関係している重要な器官であることはいうまでもありませんね。では、髄はどうでしょうか。髄という文字がつく言葉を、みなさんはいくつ連想できますか。骨髄、脳髄、脊髄、歯髄……などが挙げられると思いますが、これらに共通する**髄は、精から生じている**んです。

　精が不足すると髄はどうなるか。例えば骨ならば、中身がスカスカになってもろくなります。だから、背中や腰が曲がってきます。脳髄の中身もスカスカになって、物忘れがひどくなります。歯茎もそうです。歯が抜けてきます。

　これらの状態をひっくるめて何といいますか？　そう、老化ですよね。年を取ると精が不足しますが、そうすると髄も不足してきて、老化現象が起こるのです。これを防いだり、遅らせたりするには、一つは鍼灸によって腎を強化するということが挙げられます。また、食事をしっかりとって後天の精を増やすという手もあります。

　さらに運化の働きを正常にするために、脾を調整することも大切です。特に吸収がよくなるように、脾の運化機能をできるだけ正常に維持することは、老化を防ぐうえではとても重要なポイントになります。

(5) 化血

　精と血は、同源の関係にあります。たくさん食事をとって運化も旺盛に働いて、たくさん吸収ができたとします。すると、血をつくりすぎることになります。つくりすぎた血はどうなるかというと、より精微な生理物質に変化することになります。これが気化作用です。この作用によって、血はより精微な生理物質に変化して貯蔵されます。

　つくりすぎたからといって、鼻血を出したり下血するということはありません。身体はうまくできていて、つくりすぎたものは何らかの形に変えて保存、貯蔵することができるのです。逆に、血が不足しはじめると、今度は精が血に変化して、血の不足を補おうとしますよ。これが化血なんです。

③腎精の関係図

ここまで腎精を中心に見てきましたが図3-18で整理しましょう。

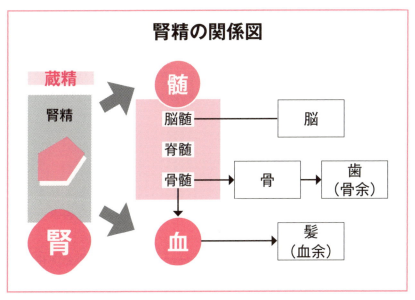

図3-18

まず精は髄を生じます。脳髄は脳と関係していますね。古典では、脳のことを「髄がたくさん詰まっている」ということで、髄海とも表現しています。この髄海の状態を決定する元となるのが、腎精です。骨、歯、脳の状態などは、腎精と密接な関係を持っています。

また、髪の状態は、精と血の状態によって決定されます。古来、髪のことを血余と呼んでいました。薄毛や脱毛の原因は血行不良や血行障害とされていますが、要するに血の問題であるということです。そして、直接関係しているのは腎の状態、特に腎精の状

態です。精と血は同源であり、この両方によって髪の状態が維持されるのです。

　前述の通り、腎精が不足すると、骨がスカスカになったり曲がったり、歯が抜けたり、あるいは認知症になったりという、**老化現象**が起こってきます。それだけでなく、**成長や発育に悪い影響**を及ぼしたり、**性機能の減退や不妊症、またはED**を生じやすくなったりもします。女性の場合なら、**閉経、月経の遅れ**となることもあります。腎精の不足が脳に影響すれば、**めまいや耳鳴り、難聴や健忘**などを生じさせます。

④腎の主水機能、納気機能

　さて、腎の生理の残り２つ、主水と納気を見ていきましょう。

　主水は「全身の水を主る」ということ。**腎は、全身の水液代謝を主管しています**（図3-19）。

　水を飲むと、その水は胃に入ってから脾に行き、脾の運化機能によって津液が生成されます。その津液は、脾の昇清機能によって水の上源である肺に輸送され、肺の宣発・粛降という協調作用によって通調水道が行われることになります。つまり、全身を循環しますね。

　その後は、腎の気化機能によって清濁が分類され、リサイクルできるものと不要なものとに分けられることになります。再利用できるものはまた身体を循環し、不要なものは腎の気化機能によって尿に変化して膀胱に溜められ、一定量が溜まると排出されます。

　この全身の水の代謝ですが、**身体の上のほうでは肺が管理し、真ん中では脾が、下では腎が管理することになります**。腎はさらに主水機能によって、全身の代謝の統括も行っていますので覚え

ておいてください。
　では、主水機能に障害が起こると、どうなるのでしょうか。

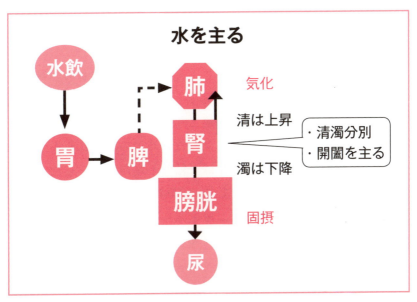

図 3-19

　腎の気化機能は、主水機能を決定しています。そして、この気化機能が失調すると、水の代謝に障害が現れ、むくみや排尿異常といったことが現れてきます。例えば、膀胱の開闔（膀胱が閉じ開き）に問題が生じて、貯尿・排尿がうまくできなくなるのです。**この膀胱の状態を統括しているのも、腎の気化機能**なんです。
　腎の３つめの生理である納気を確認しておきましょう。肺は呼吸全体を主っていますが、腎は呼吸のうち吸気を主っていると前に述べましたね。肺が呼吸することによって気は出たり入ったり、あるいは上や下に動いたりしています。肺は呼吸を通じて、気機の調整を行います。しかし、ここで腎の納気が悪くなってしまう

と、呼吸は浅いものになります。それが、肺の機能の低下を引き起こすことにつながります。納気ができないということを、腎不納気といいます。

⑤腎の生理的関係

　腎の生理的関係を見ていきましょう。まずは開竅から。腎は耳に開竅します。腎精が十分にあると、聴覚は正常に働きますが、これが不足すると聴覚の減退が起こり、耳鳴りや難聴といった症状が現れてきます。お年寄りには聴覚の減退の診られる人が多いですが、なぜかというと、老化は腎精の不足だからでしたよね。

　また、腎は二陰にも開竅します。前陰は外生殖器、後陰は肛門。こちらも、腎精が不足すると、尿を漏らしやすくなったり、下痢や大便失禁を起こしやすくなったりということもあります。

　腎は骨も主っています。腎精・精は髄を生じますが、髄は骨を養うという生理関係があるんです。髄が骨を滋養することによって、骨はよい状態を維持できるのですが、腎精が不足すれば骨粗しょう症などの骨の問題が起こってきます。幼児期の場合では骨格形成の異常、すなわち発育が悪くなります。

　さらに、唾。これは腎の液なんです。唾は口中の津液のことで、そのなかでも比較的ねっとりとしたものを指します。唾は、津液のうち液が変化したものだと考えられています。唾は舌の下から出ますが、腎経は舌下に通じています。ですから、腎と唾との関係は密接なのです。

唾は健康のために飲み込め？

中国武術や気功などでは呼吸法が重要だが、正しい呼吸をしていると口の中に唾液が溜まってくる。その唾液を出すのではなく、飲み込むことが重要だと説かれている。それだけ聞くと奇妙な教えのように思われるが、唾は腎の液だということを考えれば、唾を飲み込むことで再び体内に入って腎精を滋養できるからだということが分かる。だからといって、唾を飲んでいれば誰でも健康になれるわけではない。気功や武術などで十分に気を練ったうえで出てきた唾だからこそ腎精を滋養できる。身体をしっかり動かすということが前提にあることを忘れてはならない。

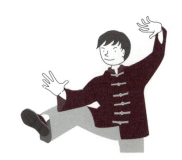

⑥恐は腎の志

　最後に五志を確認しておきましょう。腎は恐にかかわってくる臓腑です。強い恐怖感があったり、いつもビクビクしていたりすると、それは腎に影響を及ぼします。逆にいつもビクビクしているという人は、腎に問題があると思われます。

　恐い思いをしたときによく使う表現に、「おしっこちびりそう」というものがあります。実はこれ、恐と腎の関係をよく示しているんですよ。つまり、腎が弱いと、固摂が緩むんです。だから尿が漏れやすくなるという（笑）。

さて、情志の状態を統括しているのは、神志でした。ですから、強い恐怖感や慢性的に続くビクビクした気持ちなども情志の失調であり、もちろん神志にも影響を及ぼします。ということは、激しく、あるいは長期にわたるこのような情志の失調は、腎のみに終わらず、心の神志にも影響しやすいのです。

恐怖感というのは、「気下る」といわれています。「恐くて腰を抜かす」という表現もありますが、この動きは「下」のベクトルになります。また、非常に恐い思いをして「一晩で髪の毛が真っ白になってしまう」という話も聞いたことがあるかと思います。髪は腎と関係があることを思い出してくださいね。

また、腎精の充足は忍耐強さにもかかわります。**「作強の官、伎巧これより出づ」**という言葉がありますが、「作強」というのは**根気、忍耐**という力を指しています。腎精が不足すると、これらは低下していきます。そして「伎巧」というのは、細かい作業のことを指します。つまり、腎がしっかりしていれば人間は細やかな作業を巧みに行うことができますが、逆に腎が弱ると細かい作業がしづらくなるんです。極端な例では、箸や茶碗を落としたり、危なっかしい歩き方になってきたりといったことですね。

第3章まとめドリル

■肝の蔵象
1．[1   ]　気機（気の運動）・情志・脾胃・血や津液の運行・月経や排精を調節
　　≪失調すると…≫
　　①気滞　②易怒（疏泄太過）・抑鬱（疏泄不足）　③脾胃の機能失調
　　④血瘀、痰濁　⑤月経や排精のトラブル　⑥水湿→痰の発生
2．[2   ]　血を貯蔵し、体内に循環させる血液量を決定する作用
　　≪失調すると…≫
　　①出血　②肝陽の亢進　③肝不蔵血→肝血虚
3．**肝とのかかわり**　①筋　②爪　③眼　④涙　⑤怒

■心の蔵象
1．[3   ]　血を全身に循環させる作用
　　≪失調すると…≫
　　①血行障害による顔や唇のチアノーゼ　②心痛　③心悸
2．[4   ]**を主る**　精神活動全般をコントロールする
　　≪失調すると…≫
　　精神不振、知覚異常、記憶障害、[5   ]、譫語、昏睡、意識不明
3．**心の生理的関係**　①脈　②面色　③舌　④汗　⑤喜

■脾の蔵象
1．[6   ]　水穀の精微と水液の精微を吸収・生成する
　　≪失調すると…≫　①下痢　②浮腫
2．[7   ]　水穀の精微を心肺に送る。内臓の位置を安定させる
　　≪失調すると…≫　①脾不昇清→精神不振、めまい　②脾気下陥→内臓下垂
3．[8   ]　血が脈中から漏れないように運行させる
　　≪失調すると…≫　脾不統血→血便、血尿、崩漏
4．[9   ]　血を生成する
5．**脾の生理的関係**　①肌肉　②唇　③口　④涎　⑤思

■肺の蔵象
1．[10   ]　呼吸の気と全身の気を主る
2．[11   ]　濁気を吐き出し、気と津液を全身に散布する。腠理の開闔に影響を与える
　　[12   ]　津液と水穀の精微を身体下部に送る。気道を清潔な状態に保つ
　　≪失調すると…≫
　　①肺失宣降　②通調水道の悪化　③気・血・津液の循環障害
3．[13   ]　津液の（主に身体上部の）循環・代謝に影響を与える
　　≪失調すると…≫　浮腫
4．[14   ]　全身の経脈を集め、血行に影響を与える
　　≪失調すると…≫　血行無力→血瘀
5．**肺の生理的関係**　①皮毛　②毛　③鼻　④涕　⑤憂

■**腎の蔵象**
1. [15   ]　腎精を貯蔵・固摂する
   ≪腎精の働き≫
   　①成長・発育を主る　②天癸の生産　③腎陰・腎陽の化生
   　④髄を生じ、脳を充たす　⑤化血
   ≪失調すると…≫
   　①老化現象　②成長や発育の不全　③性機能の減退（ED・不妊・月経障害）
   　④めまい　⑤耳鳴り・難聴　⑥健忘
2. [16   ]　全身の水液代謝を管理する
   ≪失調すると…≫　①浮腫　②排尿異常
3. [17   ]　吸気を主る
   ≪失調すると…≫　腎不納気（肺の機能が低下し、呼吸が浅くなる）
4. **腎の生理的関係**　①骨　②髪　③耳　④唾　⑤恐

中医学の
仕組みが
わかる 基礎
講義

Basic Lecture for the System
of Traditional Chinese Medicine

第4章 六腑の生理

 六腑の役目はたった一つ？

　前章では五臓について解説しましたが、それに続いて本章では六腑を紹介していきます。六腑とは、大腸・小腸・胆・胃・三焦・膀胱の6つを指します。

　五臓にはそれぞれの生理機能や生理的関係が細かく存在していましたが、六腑はとても単純なんです。ひと言で終わります。それは「**六腑は管**」だということです。

　六腑の構造を突きつめて考えると、非常に簡単にできているということができます。要は、「**口という穴から入ってきた食物が、肛門と尿道という穴から出て行く**」という構造に過ぎません。この通り道である管の部分が、「腑」と呼ばれているものです。

　食べ物は口から入り、下へ伝導されていきます。そして、特に胃を中心にしながら小腸などでも消化が行われ、残ったものが排泄されます。六腑の主な生理機能は、**伝導**と**消化**、そして、**上から下に運ぶ**ということになります。管が詰まることなく、絶えずものが通過し、上から下へと降ろされていく。この生理機能を通降といいます。

　さて、六腑に不調が起こると、どうなるのでしょうか。不調とは、簡単にいってしまえば「**通じなくなり、降りなくなる**」ということです。「降りる」は上から下へのベクトルですが、下に下がらなくなるということは、突き上がるということになります。ですから、悪心嘔吐という、上に上がってきてしまうという病態

は、これに当たります。**本来は上から下へ降りて下から出ていくものが、降りなくなって詰まってしまう、あるいは上から出てきてしまう。**

　下に降りない、すなわち不降になると気逆が起こり、今いったように嘔吐などが起こってしまう。また、詰まってしまう不通になると、張ったり痛んだりするという症状が出てきます。これを脹痛といいます。この不通・不降が、六腑の病理です。

　六腑はこのように伝導と消化の役割を果たす管であり、通降という生理を持ったものですが、六腑のなかには一つだけ変わり者がいるんです。それが胆です。

　胆には、**胆汁を貯蔵する**という働きがあります。ですが、六腑は管。管は通路ですから、通常は何かを蓄えるということはしません。ここが胆の独特なところです。五臓に共通した働きとして**精気の貯蔵**がありましたよね。それゆえに「蔵」という字を当てられているのですが、胆にも蔵のような働きがあるのです。他の腑とは一味違った働きのために、胆は「奇恒の腑」と呼ばれています。次項から、胆をはじめとした六腑の性質を詳しく見ていきましょう。

 ## 胆は勇気と決断を主る

　では、六腑の一つめ、「奇恒の腑」である胆から順に見ていきましょう。

　胆には、胆汁の貯蔵と排泄という生理があります。これによって脾胃の消化機能を助けているのですが、それを制御する働きを持っているのが**肝の疏泄**という機能でした。

　肝の疏泄機能には、気機の調節、情志の調節、そして**消化吸収**

を助けるという作用がありました（p.27）。肝の疏泄が胆汁の貯蔵と排泄のタイミングを調節することによって、脾胃の消化機能を助けているというわけです。このように、**肝と胆には協調機能があります**。

　胆汁の貯蔵と排泄が悪くなると、例えば**胆汁が外にあふれて黄疸が現れたり、胆汁が上に突き上がって口のなかが苦くなったり、消化液を嘔吐したり**ということが起こります。朝の空腹時に歯磨きをしていて、おえっとなって黄色っぽい液体を嘔吐してしまうのは、胆汁の上逆です。

　胆にはもう一つ、生理があります。それが、決断や勇気を主るという、とても重要な生理です。ここでも肝は協調関係にあります。古典の言葉に、「肝は謀慮を主り、胆は決断を主る」というものがあります。これは**肝が立てた計画（謀慮）に対して、胆が決断を下す**ということです。

　例えばすばらしい判断力を持つ上司がいて、部下が立てたさまざまな企画を判断して採用し、どんどん実行させて、よい業績を収めてきたとします。ところが、その上司がそこそこの年齢になり、判断力が鈍ってくる。部下たちが持ってくる企画を見ながら、どちらを採用すべきかと葛藤したりする。こうなると、部下たちの士気は下がってきます。判断力、決断力が鈍り、優柔不断になることは、さまざまな不都合を生み出します。

　一人の人間においても同じことがいえます。決断力が鈍ってきたり、企画力や計画力がなくなってきたときは、肝経と胆経の調節が必要です。胆が弱ってくると、勇気と決断力が低下し、なかなか的が絞りきれずに、**びくびく、おどおどした状態**になってくるので覚えておきましょう。

胃は水穀の受納と腐熟を主る

　次は胃の生理です。前章の脾の生理の項でも少し説明しましたが、胃は受納と腐熟という生理機能を持っています。

　受納は食欲と関係しています。**食べ物を食べたいと思って受け入れ、納める**ことを指します。腐熟のほうは、胃が**初歩的な消化を行うこと**を指します。胃が受納と腐熟をきちんと行っていれば、脾は軽い負担で運化を行うことができるというわけです。

　このように脾と胃は協調関係を持っており、ともに気・血・津液・精の原材料である水穀の精微をつくるというところから、「後天の本」とされています。

　さて、この胃の機能に異変が起こったら、どうなるでしょうか。例えば、胃に熱がこもったとき。この場合、一つは食欲亢進として現れてきます。食べてもすぐにお腹がすいてしまうんです。**胃熱のために腐熟が亢進し、腐熟のスピードが速くなるため、すぐにまた受納が働きます。**また、**口臭が出やすくなる**ということもあります。

　またもう一つ、**熱が胃腸の津液を損傷してしまう**ということも起こります。胃腸の水分がなくなるため、便が乾き、便の通過障害、つまり便秘を引き起こします。便秘の原因にはいろいろありますが、胃の熱の作用によっても引き起こされるのです。

　さらに、胃には、通降を主るという生理もあります。通と降は六腑に共通した働きですが、**胃は特に消化器系統の通降の状態を決定する**という重要な役割を担っています。

　消化が進むなかで、いらなくなったもの、つまり、かすの部分を「濁」といいます。この濁が本当に全部いらないものなのかというチェックを小腸が行い、液体と固形物に分けられます。そし

て、固形物は大腸に、水分は腎に送られ、腎の気化機能で尿に変化し、膀胱に送られます。

このとき、もし通降ができなくなるとどうなるか。濁に滞りが発生し、お腹が張ったり痛んだり、または上逆して嘔吐したり、げっぷが出たりということが起こります。そして、こうした上逆は、主として胃から起こります（図4-1）。ですから、吐き気があったり胸焼けが起こったりしているときには、胃経を調整すればよいということになります。

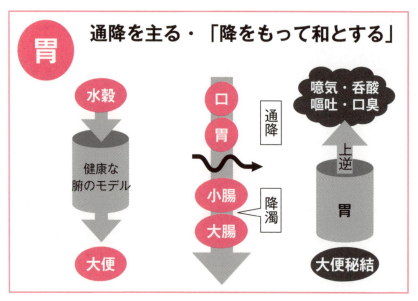

図4-1

 小腸は受盛の官、大腸は伝導の官

続いて、小腸と大腸の生理をまとめて説明していきます。

まず、**胃から送られてきた水穀を受け入れる**ことから、小腸は

「受盛の官」と呼ばれています。先ほど胃の項でも述べましたが、小腸は、消化が進むなかで出てきたかすをチェック（泌別）して、清（栄養のあるもの）と濁（かす）に分別します。清は脾に送られ、濁は液体と固形物に分けられ、液体を腎に、固形物を大腸に送るという流れになります（図 4-2）。

濁は糟粕(そうはく)とも呼ばれますが、大腸は糟粕のうち固形物の部分を受け入れて、さらに**もう一度余分な水分を再吸収**します。そこで、糞便が生成されるわけです。もしここで大腸が、**水分を全部吸収してしまうと、便はカチカチになり**便秘**が起こりますし、水分の吸収を行えなかったら、便のなかに水分が多く混じり**下痢**となります。

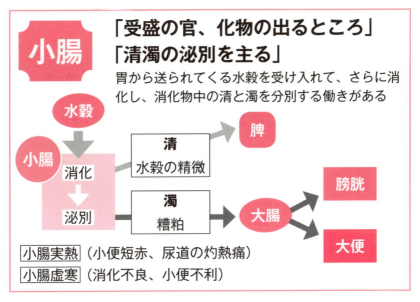

図 4-2

大腸は、主に小腸から運ばれてきた糟粕を糞便に変化させながら、肛門まで運んでいきます。よって、「伝導の官」と呼ばれているのです。大腸の生理は、糟粕を伝導しながら変化させていくこと、つまり、糟粕の伝化ということになります（図4-3）。

　東洋医学の古典では、「**大腸と小腸は、胃に属している**」と紹介されています。大腸・小腸を統括しているのは胃だということです。大腸の伝化の作用は、胃が濁気を降ろす機能（降濁機能）の助けを借りているのです。**胃が下に降ろそうとするから、伝化が進んでいく**というわけです。

　もう一つ、大腸の伝化は肺の粛降機能にも助けられています。肺の粛降機能については第3章で説明しましたが、粛降という運動は、「**下**」「**内**」**へ向くベクトル**です（p.58）。このベクトルの力が、大腸の伝化をバックアップしているんです。そして、肺と

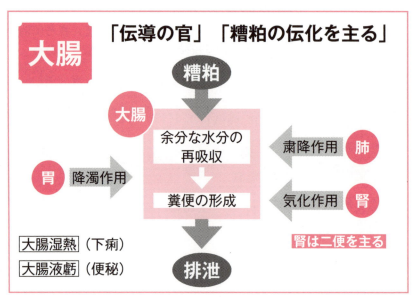

図4-3

大腸は、経絡の関係を通じて、表裏関係を形成しています。肺も大腸も五行では金に属しており、経絡を通じて非常に密接な関係を持っているのです。

膀胱の働きは約束機能

次は膀胱です。膀胱の働きは、**貯尿と排尿をコントロール**することです。この働きを、膀胱の約束機能といいます。「約束」はpromiseではないですよ。「約」にも「束」にも、拘束するという意味があるんです。

津液は、上から下に流れてきますよね。特に肺の通調水道の働きによって、水分は上から下に降り、最終的には小腸、大腸へ降りていきます。そして、腎の気化機能によって尿に変化します。その尿は膀胱に貯尿され、膀胱の約束機能によって**貯尿がコントロールされて、一定量が貯まると排尿が行われます**。

貯尿と排尿の状態を決定するのは、膀胱の気化機能です。膀胱が閉じると貯尿、膀胱が開くと排尿となりますが、この膀胱の開閉の状態、気化をコントロールしている元締めが腎です。

膀胱の気化機能が失調すると、どうなるかというと、当然ながら尿のさまざまな異常が現れてきます。頻尿、遺尿、尿失禁、排尿困難などです。2000年以上前の病名に「癃閉（りゅうへい）」というものがありますが、これは排尿困難のことを指します。「癃」は、尿が点滴状にぽたぽたと出るような状態をいいます。「閉」は閉じていますから、尿がまったく出ないということです。どちらにしろ、癃も閉も、尿の出が悪くなることを意味しています。

三焦は名前ありて形なし

　ここまで、胆、胃、小腸、大腸、膀胱と見てきました。六腑の最後に三焦を解説します。三焦のポイントの一つは、**水液の通路**であるということです。

　ここで、水にかかわる臓についておさらいです。肺は**水の行りを主り**、脾は**水液を運化**し、腎は**全身の水を主り**、小腸・大腸では**水分の再吸収や分別**を行っていました。そして最後には**膀胱に貯められて、排尿して体外に出ていきます**。五臓のなかで水の代謝に深くかかわっているのは、**肺・脾・腎**ということになります。

　この３つの臓が身体のなかでどういう位置にあるかと考えると、肺は上で、脾が真ん中、腎が下にあります。身体の上・中・下でそれぞれ水を管理している臓がそれぞれ働いており、多くの臓腑の協同作用によって、水の代謝は行われています。**この通路の働きをしているのが、三焦**です。

　三焦は、解剖所見で臓器として認められるものではありません。したがって、三焦は、「**名前ありて形なし**」という言い方をされています。では、三焦とは何なのかというのは、「臓腑と臓腑の間、あるいは細胞と細胞の間ある隙間」ではないだろうかというのが、一つの学説です。しかし、三焦とは何かについて、3000年も論争されていますが、いまだ決着はついていません。ただいえることは、水液の通路であり、水の代謝に深くかかわるものだということです。

　三焦が悪くなると、尿の出が悪くなったり、浮腫**が出たりします**。そんなときは三焦のツボを調節すると、水の循環、代謝の調節がうまくできるようになります。

　また、人体の体幹部を上・中・下に分けたときに、それぞれの

部分に対応して上焦・中焦・下焦というふうに使われることもあります。**上焦は主に**心・肺を指し、**中焦は**脾・胃、**下焦は**肝・腎を指します。身体をこのように上・中・下に区分するときに、**上焦・中焦・下焦を合せて**三焦という使われ方をする場合もあるので、覚えておいてください。

 ## 六腑の協調作用

六腑をすべて解説したところで、それぞれの働きを順番にまとめておきましょう（図4-4）。

まず胃と胆は、水穀の消化をメインの働きとしています。次に小腸・大腸は、主に精微・水分の吸収。さらに大腸と膀胱は、大便と小便の排泄。そして、三焦は水に関して、特にその消化・吸

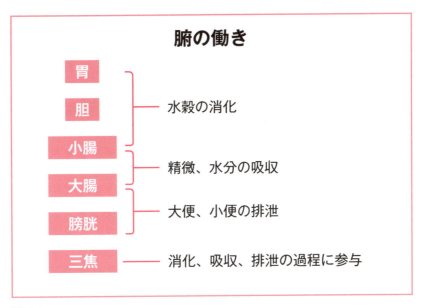

図4-4

収・排泄の過程に参与し、水の通り道になる、つまり水道というのが主な働きでした。

では、こうした働きがどのように協調しているのか、作用について見ていきましょう（図4-5）。

まず大便については、胃の腐熟、胆汁の貯蔵・排泄によって水穀が消化されていき、小腸で清濁の分別が行われ、清のものは脾に送られて、脾の昇清で心・肺に送られています。濁の部分は、特に胃の降濁作用に助けられて小腸から大腸に送られ、大腸の伝化によって糞便に変化し、排便されました。

小便、尿については、同様に小腸で清濁の分別が行われたあと、膀胱を通じて貯尿され、排尿されます。三焦はここでも水液の通路として重要な役割を果たしています。

このような流れで、私たちは排便、排尿を日々行っていること

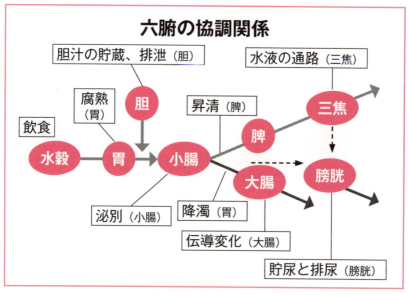

図4-5

になります。

　また、三焦には水の通路の他にもう一つ、重要な役割があります。それは、「元気の使者」としての役割です。

　元気については第2章で説明しましたが、両親から受け継いだ先天の精が変化し、生成したもので、生命の活動の原動力となるものでした（p.10）。また、元気は、中焦、つまり脾・胃よりもたらされる後天の精気によって補給されます。そして、**臍下丹田に集まり、三焦の働きにより経絡を介して全身をめぐり、臓腑・器官・組織に活力を与えます**。というわけで、三焦は元気の使者ともいわれているのです。

　そして、この三焦の元気は、**各経絡のある一穴にだけ集まっています**。これが、各経絡にある原穴です。元気は生命活動の原動力で、非常に強いエネルギーを持っています。そして原穴は、それが所属する経絡の臓に活力を与えます。例えば、肝が病んだら肝経の原穴を、脾が病んだら脾経の原穴をと、各経絡の原穴を調節してあげることが大切です。

第4章まとめドリル

■六腑の名称と役割
- 胆　胃　小腸　大腸　膀胱　三焦
- 六腑の主な生理機能は［1　　　］……水穀を伝導・消化しながら身体上部から下部に運んでいく

■胆の生理
1. 胆汁を貯蔵・排泄し、［2　　　］を助ける
   ※六腑では例外的に胆汁を貯蔵するので［3　　　］と呼ばれる
   ≪失調すると…≫　①黄疸　②口苦　③嘔吐
2. ［4　　　］を主る
   ≪失調すると…≫　びくびく・おどおどした状態

■胃の生理
  1.［5　　　］　水穀を受け入れる
  2.［6　　　］　受け入れた水穀の初期的な消化を行い、脾の消化を助ける
  ※脾と胃が協調して水穀の精微をつくることから、［7　　　］と呼ばれる
  ≪受納・腐熟が失調すると…≫　①食欲不振　②下痢
  3.［8　　　］　消化器系統の通降の状態を決定する
  ≪失調すると…≫①腹部の脹痛　②上逆（嘔吐・胸焼け・噫気）

■小腸・大腸の生理
  1.小腸　［9　　　］
  胃から送られてきた水穀を受け入れ、清と濁（糟粕）に分ける
  2.大腸　［10　　　］
  糟粕を［11　　　］する　←胃の降濁・肺の粛降のサポートを受ける
  ≪小腸・大腸が失調すると…≫　①便秘　②下痢

■膀胱の生理
  1.［12　　　］　貯尿をコントロールする
  2.［13　　　］　膀胱を開閉し、貯尿と排尿を行う
  ≪失調すると…≫癃閉（頻尿・遺尿・尿失禁・排尿困難）

■三焦の生理
  1.水液の［14　　　］・［15　　　］・［16　　　］などに影響を与える
  2.上焦（［17　　　］に対応）・中焦（［18　　　］に対応）・下焦（［19　　　］に対応）の3区分を合わせて三焦とする場合がある
    ≪三焦が失調すると…≫　①浮腫　②排尿障害

中医学の
仕組みが
わかる基礎
講義

Basic Lecture for the System
of Traditional Chinese Medicine

第5章 3つの病因

正気と病因

　本来正常な営みをしている私たちの身体が病にかかるのは、何らかの原因があるからです。これは西洋・東洋に関係なく共通した考え方ですが、具体的にはやはり差異があります。本章では病気の原因、すなわち「病因」について東洋医学的に解説していきます。

　病因にはさまざまありますが、東洋医学では3つの大まかなグループに分けます。まずは天候・気温などの外的な要因である**外因**です。それから、自分の身体のなかで起こるものである**内因**。そして、外因でも内因でもない**不内外因**。本章では、この3グループを順番に詳しく見ていきます。

　なお、東洋医学では病因を診る際に、正気を非常に重視します。正気とは、人間が本来的に備えている、疾病に対する抵抗力や免疫力など、健康的なバランスを取り戻そうとする力、つまり**自然治癒力**のことでしたよね（p.25）。

　日本には春夏秋冬という四季が明確に存在し、1年のリズムを形づくっています。そして、この後の項で触れる外因は、季節と密接な関係を持っています。ということは、季節の変化によって、病因も変化するのです。この変化に対応できるように、正気によって私たちの身体も変化していると東洋医学では考えます。

　しかし、その対応する能力には、個人差があるんです。すばやく変化に対応できる身体を持っている人、少し時間のかかる人、

なかなか変化に対応できず、季節の変わり目になるとしょっちゅう体調不良になってしまう人、体調不良から病気になってしまう人もいれば、不調だけれど何とか病気にまでは至らずに生活できる人、いろいろいますよね。こうした差が出るのは、一人ひとりが本来持っている抵抗力や免疫力、すなわち正気に個人差があるからということがわかります。

　正気のあり方を決定しているのは脾胃です。胃の受納と腐熟を経て、脾が運化機能を発揮することによって食物から水穀の精微がつくられます（p.43）。水穀の精微は気・血・津液・精の原材料となる非常に重要な物でした。**正気とはこれらの総体のことでもあり、その人が持っている力の総体**といえます。

　ということは、気・血・津液・精のいずれかが不足してしまえば、身体は弱ってしまいます。そして、身体が弱ってしまうということは、病気になりやすいということと同じですよね。病気にならないためには、まずは病因を知ることはもちろんですが、**その前にその人の持っている正気についてもきちんと知っておくことも大切**です。

　体調はいつも同じではなく、変動します。治療家は問診などで、「ちゃんと食べているかな」「身体を動かしているかな」と患者の生活習慣を把握し、患者自身にも日々のコンディションをしっかり認識してもらいましょう。必要に応じて生活指導をしてあげて、患者と一緒に体調管理を行っていくことも欠かせません。

外因——気候が牙をむく！？

　病気を起こす外因には、気候が大きくかかわっています。特に、異常な気候のときには注意が必要です。

　東洋医学では、気候の異常を2種類の言葉で表します。それが、太過と不及です。**太過とは過剰であること、不及とは不足していること**を意味します。例えば、最近では夏に気温が上がり過ぎて40度に届きそうな酷暑日が続いたりしますが、これは明らかに太過です。逆に、夏でも平均気温が30度を超えないような場合、つまり冷夏といわれる気象は、不及ということになります。

　太過も不及も、いずれも病気の原因になり得るものです。酷暑の夏には、多くの人が不調を訴えるというのはイメージしやすいと思いますが、冷夏もよくない。なぜなら、身体は夏に向けて「暑くなるだろう」と予測して、その準備しているからなんです。具体的には、暑さに対して身体は「開く」という変化を取ります。それは、熱が内側にこもらないように、身体を開いて熱を出そうとするためですね。しかし、身体が開いているものの暑くならなかったら、寒冷刺激が体内に直撃することになります。すると、冷え性などと関連した不調が出やすくなります。

　こうした太過や不及によって正常な適応力や抵抗力が衰えると、これは発病因子に変わります。気候は風・寒・暑・湿・燥・火という六気に分類されますが、天候が過剰だったり不足していたりすることにより、邪気に変わったとき、この六気は六邪もしくは六淫（風邪・寒邪・暑邪・湿邪・燥邪・火邪）と呼ばれるようになります。東洋医学では、このように正常な六気が過不足によって、発病因子として変わった**六邪のことを、病気の外因**と定義しています。

①すばしっこい風邪

では、六邪をそれぞれ説明していきましょう。

最初は風邪(ふうじゃ)です（図5-1）。これは字のごとく、私たちがよくかかる風邪(かぜ)とも関係しています。

風邪は、百病の長といわれています。たくさんの病気の主たるものであるということです。なぜなら、風邪は外邪の「運び屋」的役割を担っているからなんです。ですから、すべての邪は風邪を伴い、一緒になって身体に悪影響を与えると考えられています。

風邪の特徴としては、上部を犯しやすいということが挙げられます。「風が舞い上がる」という表現がありますが、風は上方に作用します。人体においても頭部・顔面部をはじめ上半身にその影響が及びやすいというのが、風邪の特徴の一つです。症状でいうと、**頭痛、鼻詰まり**などが挙げられます。

また、風邪は衛気を犯しやすいとされています。人が普段病気にならないのは、衛気の防御作用が働いているからですが、体表に邪が作用すると、邪と衛気の戦いになります。邪が長期に、あるいは強く作用すると、守っているほうも損害を被りやすくなる、つまり、衛気に障害が起きてしまうんです。その結果、体表部の防壁が破られ、体表部にも症状が出てきます。**悪寒、発熱、発汗異常**などがそれに当たります。

風邪の特徴にはさらに、遊走性も挙げられます。風はあちこちに吹き、自由に動くことができる──変化し、移動する性質があるということです。つまり、風邪の現れ方は、**症状部分が一定せず、動きやすい**ということになります。例えば、肘が痛いという患者さんが、次に膝が痛いといい出したり、次に肩が痛いと訴えたりというように、痛い部分が変わっていくということがあれば、すぐに風邪を思い出すべきですね。

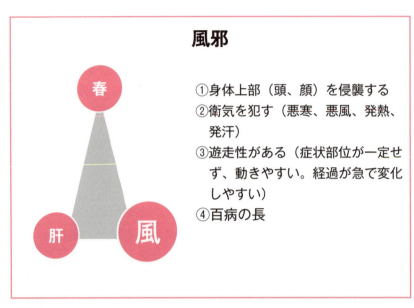

図 5-1

②ちぢこまる寒邪

2つめは、寒邪です（図 5-2）。寒邪は、**陽気を損傷**してしまいます。

「陽」は太陽、陽光など、温めるというイメージを持った字ですよね。読んで字のごとく、身体の陽気は、身体を温めるんです。温煦です。身体は一定の体温を保っていますが、寒冷刺激を長期に、強く受けると、温煦作用に悪影響が及んできます。例えば雨が降って身体が濡れてそのままにしておくと、冷えの刺激を長く受けることになります。その結果、身体が冷えて温煦作用が働かなくなる、つまり陽気が損傷されてしまうわけです。

また、雨などで体表が冷えるだけでなく、身体が内側から冷えるという内寒も、陽気を損傷しやすいものとなります。不内外因のところでも説明しますが、例えば、身体を冷やしやすいものば

かりを食べていると身体が内側から冷えてしまい、身体の陽気を損傷しやすくなってしまうのです。

陽気を損傷するとどうなるかというと、**冷えの症状**が出てきます。最近寒がりになってきたという人や、悪寒があるという場合、つまり温煦が働かずに逆の症状が出ている場合は、寒邪が原因になっていることが考えられます。

寒邪には他にも特徴があります。それは、**気血を渋滞させ、痛みを引き起こす**ということです。この特徴を凝滞性といいます。東洋医学では、痛みのメカニズムを「不通即痛」と表します。「通ぜざれば即ち痛む」、つまり、**痛みの病理は気血が流れなくなること**だということです（p.38）。気血の渋滞はさまざまな原因によって起こりますが、最も起こりやすいのが寒邪によるものです。寒邪によって気血が凝滞し、気血が通じなくなった箇所で痛みが起こりやすくなるのです。

また、収引性も挙げられます。寒いときに身体は縮こまりますよね。同じように、血管や毛穴も収縮します。このように、身体全体を収縮させてしまうのが、寒邪の収引性です。ということは、寒冷刺激が働くと、血管が収縮して気血の流れが悪くなってしまうのです。

さらに、寒邪は「臓腑に直中する」といわれます。例えば、冷たいものをたくさん食べると、胃はどんどん冷えていきます。胃の冷えによって陽気が損傷し、寒冷刺激がそこでずっと働き続けると、気血は胃のなかで渋滞してしまいます。胃のなかで寒邪の凝滞性、収引性が現れると、胃痛が引き起こされます。このように、**臓腑を直接に犯すこと（直中）**があるのも、寒邪の特徴です。

臓腑に直中する例は、胃の他にもあります。例えば暖房の効いている部屋から氷点下の外に出ると、冷たい外気を急に吸い込む

ことによって横隔膜に寒冷刺激が影響し、横隔膜痙攣が起こります。これって、何のことか分かりますか？　しゃっくりです(笑)。また、身体のなかでも膀胱が冷えれば、頻尿になりやすいということも直中の典型例ですね。

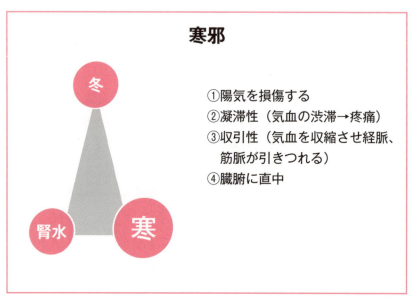

図5-2

③燃えあがる暑邪

　3つめは暑邪です（図5-3）。これは夏にしか出てきません。性質としては、炎上性、開泄性という特徴があります。

　炎上性とは、メラメラと上に向かっていく性質です。暑い夏に、道路が灼熱の太陽を浴びると、ゆらゆらと陽炎(かげろう)が立ち上るのを見たことがあると思います。これは熱に炎上性があり、上に上がっていく性質があるから起こる現象です。身体もこれと同じ。体内に熱があるときには、その熱は上に上っていきます。すると、顔

面が紅潮したり、眼が充血したりといったことが起こります。

次に**開泄性**ですが、「泄」とは「漏らす」という意味です。ですから、開いて漏らしやすくなるという性質のことを表しています。**暑いと汗が出やすくなる**というのは、この暑邪の性質によるものです。汗は、もともと津液です。津液は、血の成分の一つでもあり、気とともに循環しています。ということは、汗が漏れるということは、気も一緒に漏れるということになります。したがって、**暑邪は、気・津液を損傷しやすい**んです。暑さによる夏バテなどは、暑邪によって気や津液が損傷されているということになります。

さらにもう一つの特徴には、次の項目で説明する**湿邪を伴いやすい**というものもあります。日本の夏は蒸し暑いですが、こうした暑さは暑に湿が伴ったものです。そのように考えると、夏は暑

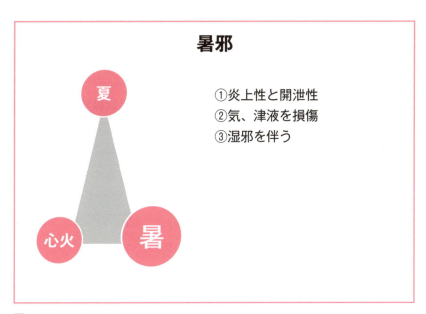

図 5-3

邪に湿邪を伴ってきますし、さらに風が吹くことによって風邪も同時に加わることがありますから、人によっては厳しい季節といえますね……。

④重たい湿邪

　4つめは湿邪です（図5-4）。湿とは要するに**水分**のこと。水は上から下に注ぐものですから、湿には**上から下に流れる**という特性があります。この特性を下注性といいます。

　風邪や暑邪は身体の上のほうに症状を発生させる性質がありましたが、湿邪は下注性の作用があるため、症状は身体の下部のほうに現れます。**足のむくみ**などが典型的ですね。

　逆に、風邪を引いたとき顔だけがむくむという人がいます。これはなぜかというと、下注性のある湿邪が原因ではなく、上部を犯しやすい風邪が原因になっているということが分かります。

　湿邪には下注性の他に、重濁性、粘滞性という性質があります。重濁性とは、重く濁るという文字のイメージ通り、身体が普段より重いように感じられ、だるくなることを表します。ただし、**身体がだるいだけの症状と、重く感じるという症状は別物**なので、注意が必要です。身体がだるいという人の舌を診ると、あまり苔がついていません。この場合は、虚であることが考えられます。しかし、**重く感じるという人の舌には苔がたくさんついています**。これは湿の重濁性によるもので、湿が体内に作用したために、水の代謝が悪くなって舌の苔が発生してしまうのです。

　粘滞性ですが、こちらもその字の通り「粘っこくなる」ということです。粘り気があると、サラサラ流れていたものの流れが悪くなります。つまり、気血の流れが悪くなります。

　さらに湿邪には、脾**を損傷させやすい**という特徴があります。

もともと脾は、水湿を運化するという働きを担っています。ところが、湿が過剰に存在すると、脾はこれをさばききれなくなってしまうんです。あるいは、そもそも脾が弱っていれば、運化されない水湿が停滞していきます。こうして脾に対して重濁性、粘滞性が働くと、ますます脾は動きづらくなり、機能が低下します。こうして悪循環を形成し、消化吸収や運化機能がどんどん悪化していきます。

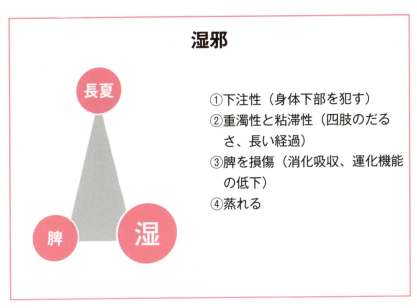

図 5-4

⑤カサカサの燥邪

次は燥邪について説明します（図5-5）。燥邪は乾燥性という性質を持っています。

燥邪が強く働くと、身体を潤している津液に特に影響を及ぼします。**体内の正常な水分が失われやすくなる**んです。

そして、燥邪には肺**を損傷しやすい**という特徴があります。秋になって空気が乾燥してくると、乾いたような咳が出やすいという人がいます。こうした症状は、燥邪が悪さをしていることが考えられます。どういうことかというと、津液は脾の昇清機能によっていったん肺に溜まり、宣発・粛降によって全身にめぐります。そこで乾燥した空気を過剰に吸い込むと、肺に溜まっていた津液が損なわれ、肺が影響を受けるということになります。そのために、乾いたような咳が出るというわけです。

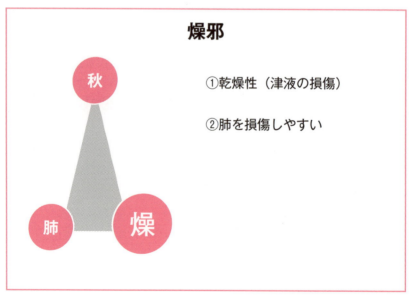

図5-5

⑥風をも巻き起す火邪

　最後の火邪（図5-6）は、**非常に強い熱**のことを表現しています。暑と同じように炎上性があって頭顔面部に作用しやすく、また**気や津液を損傷しやすい**という特徴があります。

　さらに**火邪には、風を生じやすいという性質**もあります。大火事になると、それに伴って竜巻が起こるということを聞いたことがありませんか。強烈な熱が風を生み出すということは体内でも同様で、激しい風を巻き起こすように**痙攣**といった症状を引き起こします。子どもが高熱を出すと痙攣を起こすことがありますが、これは火邪が風を生じた結果といえます。この痙攣を止めるには、風を治めなくてはいけない。ということで、東洋医学の治療では、風を取るツボを刺激することになります。

　また、火邪には動血という性質もあります。これは**出血させやすい**ということです。よくある例としては、熱が身体にこもると鼻血が出やすくなるという症状が挙げられます。

　さらに、火邪が体内に作用すると、腫瘍を形成しやすくなります。強い熱が長期にわたって作用していると、肌肉や組織を腐乱させるなど、変質していくのです。腫れ物もその一つ。この腫れ物には良性のものと悪性のものがあり、悪性のものはがんです。加えて、女性の骨盤腔内あるいは子宮内で火邪が強く作用した場合には、**子宮筋腫**が生じやすくなります。このように体内のどの部位でも、火邪がどこかにこもっていると、その部位の組織を損傷して腫瘍を形成しやすくなるのです。

　以上が、風・寒・暑・湿・燥・火の外邪の特徴となります。外因によってどういった症状が現れやすくなるのか、よく頭に入れておいてくださいね。

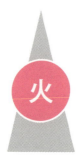

火邪

① 炎上性（頭部・顔面部の症状）
② 気、津液を損傷
③ 生風（痙攣）動血（出血）が診られる
④ 腫瘍を形成しやすい

図 5-6

 ## 内因——プラス思考もほどほどに

　外因を確認したので、次は内因にいきましょう。東洋医学では、病の原因となってしまうほどの情緒反応を内因と見なします。
　私たちの精神は、刺激を受けるとそれに応じて感情が変化します。怒ったり、悲しんだり、喜んだり、あるいは少し怖く感じたり、驚いたりというように、さまざまな情緒反応が起こります。これらは精神の正常な反応ですよね。東洋医学においては、こうした情緒反応を怒・喜・悲・思・恐・驚・憂の7つ、七情として分類しています（p.21～22）。
　そして、七情が異常なものになると、病の内因になるというわけです。誰しもが持つ情緒反応を異常なものに変えてしまうのは何かというと、「長」と「激」です。

例えば、何か少し腹の立つようなことがあっても、私たちはそれなりに我慢できますよね。しかし、毎日毎日、人から嫌なことをいわれ続けたらどうですか？　一度なら我慢できることでも二度、三度と続けば次第にストレスが大きくなり、心身の不調につながっていきます。このように、**長期にわたる感情の変化**が、病因となることがあるのです。これが「長」。

　一方、人とすれ違うときにちょっと肩がぶつかっただけで怒ってしまう人っていますよね。こういう怒りっぽい人は、もし高血圧症だったら、怒った瞬間に血圧が急上昇して血管が切れてしまう可能性があります。また、宝くじなどが当たって大喜びしたはいいけれど、そのために冷静な判断力をなくして大きな失敗をしてしまう、ということもあります。このように、マイナスであれプラスであれ情緒反応が激しすぎても、よい結果を招きません。これが「激」です。

　東洋医学では、このように、**七情が長期にわたって変化し続けたり、過度に変化したりすることによって、病気の原因になったものを、内因と呼んでいます。**

　本来の生理では、神志が**七情をコントロールしており、また、肝の疏泄によって情志の調節が行われています**。しかし、長期にわたる、あるいは激しい七情の変化が起こると、これが神志を乱してしまいます。七情を統括している神志が乱れれば、さらに激しい七情の変化が生じやすくなります。こうした悪循環が病気を生み出してしまいます。

内因が負のスパイラルを引き起こす

　七情の変化は気の変動を生じますが、七情の変化に異常が起これば、気を病んで病気になってしまうということは先ほど述べました。先の例えでは、激しい怒りが脳血管障害などを起こす恐れがあることを挙げましたが、怒りだけでなく、他の感情も異常があれば病気につながっていきます。喜ぶときは「即ち気緩む」、悲しむときは「即ち気消ゆ」、思うときは「即ち気結ぶ」、恐るるときは「即ち気下る」、驚くときは「即ち気乱るる」、憂うときは「即ち気消ゆ」。

　これらは、七情の変化がどのように気を変動させるのかを表した言葉です。それぞれの感情が高ぶり、異常のレベルに達したら、上記のように気もそれに連動して異常な状態になっていきます。

　また、七情には、負担をかけやすい特定の臓がそれぞれあります。「**怒は肝を傷る**」「**喜は心を傷る**」「**悲もしくは憂は肺を傷る**」「**思は脾を傷る**」「**恐もしくは驚は腎を傷る**」。七情に異常が起これば、その臓を傷めてしまうということです。

　例えば、「怒は肝を傷る」とあります。怒の感情が異常になると、肝が病んでしまいます。肝を病むと、さらに小さなことでもイライラしやすくなったり、急に怒りを爆発させたりというように、変化が生じやすくなります。このように怒りっぽくなることは「**易怒**」。易怒となると、ますます肝が傷つきやすくなり、ますます怒りっぽくなる。このように、悪循環を形成していくことになります。

　特定の情緒が異常になることによって、特定の臓が病んでいく。その結果、特定の情緒の変化がさらに生じやすくなる。こうして、悪循環が進んでいってしまうのです。

不内外因――生活習慣の病因

　外因・内因と並んで、病気の原因とされる不内外因は、主に労逸や飲食の問題、外傷などが挙げられます。

　まず労逸。「労」は働くこと、「逸」は怠けることを指します。私たちは働くと適度な疲れを感じますが、適度な休息を取れば、翌日また身体が回復して仕事をすることができます。しかし、働きすぎてしまうと疲れがなかなか取れず、これが病気の原因となってしまいます。勉強のしすぎなども同様です。逆に、怠けすぎても病気になることがあります。1日中何もせず、身体を動かさずにいると、それが病因になってしまうのです。ちなみに性生活のことを房事といいますが、**過度な房事も労逸に含まれます。**

　次に飲食の問題。ここでは飢飽という言葉がポイントです。「飢」は食べないこと、「飽」は満腹になることをいいます。きちんと食べないことも、逆に食べすぎることも、健康に害を及ぼします。また、**不衛生なものを食べたり、偏食したりすることも、病因となります。**偏食は、好き嫌いが多く特定のものばかり食べていたり、バランスが取れていない食生活を送っていたりすることのほか、味に偏りがあることにも注意が必要です。しょっぱいものばかり食べていると身体によくない、といったことです。

　このほか外傷も含めた、六気や七情とは異なる病因のことを不内外因として総称しています。

　私たちは、自分の身体を病気から守るために、こうしたさまざまな病因をまず知っておくことが重要です。病因によって、悪さの仕方や悪さをする場所などは、それぞれ異なります。敵を知って、適切に予防することが大切なのです。

　また、実際に病気になった患者さんに接するときには、病気の

原因を追及しなくてはなりません。病状を診て、どういったときになりやすいか、またどういったときに悪化しやすいかを把握する必要があります。逆に、どういったときに楽になりやすいかということも把握しましょう。病気の増悪因子や緩和因子、また誘発因子をしっかり確認することで、診察時に適切な判断ができるようになります。

①飲食の問題

　では、主な不内外因である飲食、労逸、外傷について、それぞれどのようにして病気の原因となるのかを見ていきましょう。

　まずは飲食。何度も述べているように、飲食物は口から体内に入り、脾胃の働きによって水穀の精微となり、気・血・津液・精となります。こうした正常な営みを妨げる飲食の問題とは、まず**食べる量**です。飲食物のとりすぎは脾の運化や胃の腐熟に負担をかけることで、病気の原因となってしまいます。一方で、とらなすぎるのも、水穀の精微の生成が不足するわけですから病気の原因となります。

　量だけでなく、**食生活の偏り**も病因となります。例えば、五味の偏食です。東洋医学では味を酸・苦・甘・辛・鹹（しょっぱい）の5つ、五味で表現します。例えば、最後の鹹、しょっぱいものばかり食べていると、どんな影響があるのか考えてみましょう。五味にはそれぞれ対応する臓があるので、五行の色体表を当てはめて確認してみましょう。すると、鹹は腎に当たることがわかります。ですから、しょっぱいものを食べすぎると、腎系統に影響しやすいということがわかります。同じように、甘いものばかり食べていると脾胃に影響が出ます。つまり、食べるものの味に偏りがあると、特定の臓に負担がかかってしまうのです。

薬膳の基本は、食材の寒熱のバランス

　東洋医学では、食材には**身体を冷やすもの**と**温めるもの**があるとしている。これを知らずに、むやみに身体を冷やすものばかり食べ続けていると身体が冷えてしまい、逆に温めるものばかり食べていると身体のなかに熱がこもってしまい、病の原因となりかねないのである。このような偏りを防ぐためにはどうしたらよいかというと、もちろん各食材が寒熱どちらの性質を持っているかを知っておくことが重要だ。

　しかし、性質に基づいて事細かに毎日毎食メニューを考えていくのは、現代人にとって現実的ではない。では、どうすればよいのかというと、**たくさんの種類のものを食べればいい**のである。もし30種類もの食材を食べたとして、そのすべてが身体を冷やす食材だったということはあり得ない。食材を多彩にするほど、寒熱どちらの食材も入ることになるので、かえってバランスが取れるというわけだ。

　薬膳料理では、こうした寒熱のバランスを整えるほか、五行のバランスを取るために5色の食材を使って彩りを整えたり、季節の旬の食材を使ったりといった手法が用いられる。

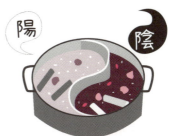

②労逸

　適度な労働と休息は、健康を維持するうえで大切な要素です。しかし、これも過不足があると病因になるんです。

　人は働くことによって、気を消耗します。消耗した気を補うには、気・血・津液・精の材料の摂取と脾胃の健全な働きが必要です。適度にものを食べて、適度に休息を取って脾胃を働かすことが重要なんですね。ですから、働きすぎや運動のしすぎは、過度に気を消耗して、病気の元になる恐れがあります。逆に、**楽をしすぎること、休息を取りすぎることも、病気の原因になります**。例えば長期入院をしてベッドから動けなかったり、寝たきりになってしまったりすると、気血の循環が悪くなり、悪い状況が維持されやすくなってしまいます。私たちは、**動くことによって気血を循環させています**。

　また、適度な呼吸によって気血は推動していますが、寝たきりになったり勉強に熱中しすぎたりして、しっかりした呼吸を忘れてしまうと、気血の循環は悪くなってしまい、病気の原因となったり、病気に拍車をかけたり、新たな病気を加えることにつながってしまうのです。

　さて、偏った労逸について、もう少し詳しく見ていきましょう。これも5種類に分けることができます。久視・久臥・久坐・久行・久立の五労といいます。5種類あるということは、もちろん五臓に対応していますよ。

　まずは久視。これはパソコンやスマホで眼を酷使するといった、**視覚の働きが過剰なこと**を指します。視覚が働いているということは、肝の蔵血機能によって血が眼に供給されているということです。加えて、血を主っているのは心ですから、久視は血にとっても、心にとってもよくないということになります。

2つめの久臥は、ずっと寝ていることをいいます。久臥は、気を消耗し、肺を傷ります。寝たきりだと最も圧迫がかかるのは、どこでしょうか？　それは皮膚ですよね。ということは、皮毛も傷ることになります。症状としては床ずれなどです。

　3つめの久坐は、**座りっぱなし**の状態。オフィスワークに従事する人が多い現代社会の生活で陥りがちですね。こちらは肌肉を傷り、脾を傷ります。

　4つめの久行は、**ずっと歩きっぱなし**ということです。歩き通ししていたら当然、筋に負担がかかりますよね。ということは引いては、肝を傷ります。

　最後の久立は、**ずっと立ちっぱなし**。これは骨に負担をかけ、臓腑では腎を傷ります。

　これらの五労に、房事の不摂生を合わせて労逸としています。房事は過度（房事過多）になると、**腎に蔵されている精を消耗する**ことになります。

③外傷

　「外傷」も不内外因の一つに挙げられます。不慮の事故などによるいわゆる外傷はもちろんですが、**出産や手術、感染**などもこれに当てはまります。

　これがあったときに、必ずといっていいほど発生するものがありますよね。出血です。つまり、**外傷では瘀血が発生しやすくなる**という特徴があります。

　女性の生理痛についても、瘀血は関係しています。生理痛がひどいという女性が、出産を契機に、嘘のように生理痛がなくなるなんてことがあります。これは、出産のときに「瘀血が出尽くした」というケースです。逆に、出産後に体内に瘀血が残り、それ

から生理痛が激しくなってしまうというパターンもあります。こうした場合は、鍼治療や漢方などの手段で軽減することができます。

　ここまでが、不内外因の具体的な特徴となります。こうした内因・外因・不内外因といった病気の原因が、それぞれどういった病態を引き起こしやすいのかということは、次の章でいくつか説明します。

 第5章まとめドリル

■外因
天候や気温（［1　　　］の六気）が［2　　　］もしくは［3　　　］によって、病気の原因（六邪もしくは六淫）となったもの。
①風邪
・上部を犯す　→　［4　　　］など
・衛気を犯す　→　［5　　　］など
・遊走性　→　症状部位が［6　　　］
②寒邪
・陽気を損傷する　→　［7　　　］の発症
・凝滞性・収引性　→　［8　　　］、不通即痛の発症
・臓腑への［9　　　］
③暑邪
・炎上性　→　熱の［10　　　］への上昇。顔面紅潮・眼の充血など
・開泄性　→　熱による［11　　　］、［12　　　］の損傷
・［13　　　］邪を伴いやすい
④湿邪
・下注性　→　足など［14　　　］の浮腫
・［15　　　］性、［16　　　］性　→　身体のだるさ、気血の滞り、脾の損傷
⑤燥邪
・乾燥性　→　［17　　　］、［18　　　］の損耗、［19　　　］の損傷
⑥火邪
・炎上性　→　［20　　　］の症状、気・津液の損耗
・生風　→　［21　　　］
・動血
・［22　　　］を形成しやすい

■内因

正常な情緒反応である七情（［23　　　］）が長期化もしくは激しくなったことで、病気の原因となったもの
①怒…「気上がる」「［24　　　］を傷る」
②喜…「気緩む」「［25　　　］を傷る」
③思…「気結ぶ」「［26　　　］を傷る」
④悲・憂…「気消ゆ」「［27　　　］を傷る」
⑤恐・驚…「気乱るる」「［28　　　］を傷る」

■不内外因

内因、外因以外で病気の原因となるもので、主に飲食（飲食不節）、労逸、外傷が挙げられる
①飲食不節
・摂取量の過不足　→　［29　　　］を損傷
・五味（酸・苦・甘・辛・鹹）の偏食　→　それぞれに対応する臓に影響を与える
・寒熱の不調和
②労逸
・過度の労働（労倦）、房事過多　→　気、［30　　　］の損耗
　※五労（久視・久臥・久坐・久行・久立）と五臓のかかわり
　久視：［31　　　］を傷る　久臥：［32　　　］を傷る
　久坐：［33　　　］を傷る　久行：［34　　　］を傷る
　久立：［35　　　］を傷る
・過度の休息（安逸）　→　［36　　　］の滞り
③外傷　怪我をはじめ、出産や手術、感染なども含む　→　［37　　　］が発症しやすくなる

第6章 病因から病態へ

病態が現れる機序

　この章では、病因が引き起こす具体的な病態について、基本的なことを述べていきます。まずは、食事が原因となり病気が起こる場合、どんなメカニズムで、どんな症状が出るのかということから説明しましょう。

　規則正しく食事をとらない、食べる量が少ないということを、飲食不節といいます。飲食不節は、脾胃の働きを悪くし、気・血・津液・精の生成不足を引き起こします。

飲食不節による病態の発生

規則正しく食事をとらない
食べる量が少ない

↓

五臓　脾胃に影響

気・血・津液・精の原材料である水穀の精微の生成不足

↓

気虚、血虚、津液虚、精虚

図 6-1

すると、どのような病態が出現しやすいかというと、虚です。虚とは、**不足した状態**のこと。つまり、気虚、血虚、津液虚、精虚が起こります（図6-1）。

　次に、情緒面での失調が引き起こす病態を見てみましょう。この場合は、五臓では肝の疏泄失調を招きやすくなります。肝の疏泄は、気機の調節を行っています。情緒の失調によって気機が悪くなってしまうと、気滞、気逆などといった病態を引き起こします（図6-2）。**気の流れが滞るのが気滞、気が上に突き上げること**が気逆です。

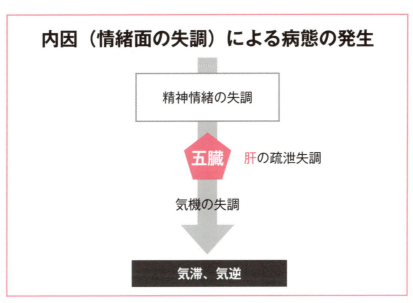

図6-2

　また、何ごとも過度になると病因となりますが、考えすぎたり思い悩みすぎたりという思慮過度の場合には、脾胃に影響を及ぼします。すると、先ほど説明した飲食不節と同じように、水穀の

精微が減少し、気虚、血虚、津液虚や精虚といった病態を引き起こします（図6-3）。

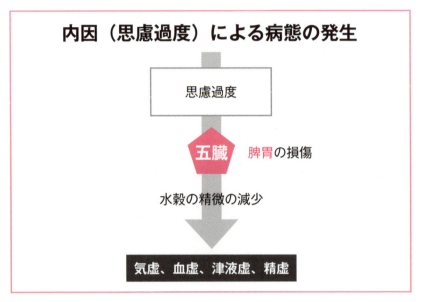

図6-3

　さらに長期にわたって異常な状態が続く場合、例えば久病、つまり長期にわたる病にかかっている場合にも、やはり消耗過多や生成不足による、一連の虚の状態を引き起こしやすくなります。一方、久病のために寝たきりになっていると、気や血や津液の行りも悪くなりやすいです。
　このように、気血の病理変化にはどういったものがあるのか、気・血・津液・精のそれぞれの病理変化を診ていくのが、東洋医学の診察の基本です。ちなみに、基本的な病理用語は、「気虚」「気滞」というように、漢字2字で表されることがほとんどです。
　さて、こうした基本病理がどの臓腑で起こっているのかという

ところまでわかると、東洋医学的な治療の組み立てはすぐにできるようになりますよ。

例えば、気滞を治療するならば、治療方針は「気の行りをよくする」ということになりますね。気滞が、臓腑のなかで肝の問題で起こっているということであれば、治療では肝経を取り、そのなかでも肝の疏泄を調節し、気の流れをよくするツボを選べばよいということになります。

外傷についても、どのような病態になるか述べていきましょう。

例えば足を軽く捻挫すると、患部で気の動きが悪くなるという**気機の阻滞**を起こします。しかし、場合によっては捻挫で鬱血することもありますよね。そうすると、気だけの問題ではなくなり、血瘀を生じさせることになります（図6-4）。捻挫は、患部で気の動きや血の動きがどうなっているかをイメージして、気の動きをよくしたり、汚い血が溜まってしまっているのを取り除くといった治療をします。

切り傷のように、出血を伴う怪我についても考えてみましょう。出血した場合は、血瘀を生み出しやすいということが一つ。さらに、血と気は一緒に体中を循環していますから、大量に**血が出れば一緒に気も出ていってしまいます**。つまり、血だけではなく気も不足してしまう、つまり**気虚や血虚も起こる可能性がある**ということがいえるわけです（図6-4）。

血に関連して、臓腑に熱がある場合についても考えてみましょう。

血液は、いろいろな臓腑のなかを循環しています。肝では循環しているだけではなく、その血を蓄える蔵血の働きもありましたよね。そんな肝にもし熱があれば、血はどうなってしまうでしょうか？　簡単にいえば、熱が血に移ることになります。これを血熱といいます。

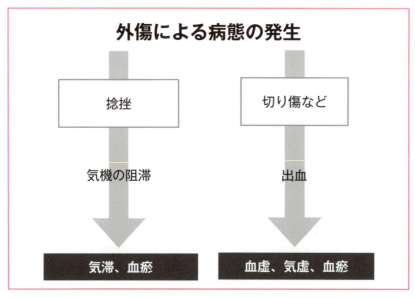

図6-4

　また、臓腑に熱があると、水分（津液や陰液）を損傷しやすくなります。熱のある臓腑の周辺の水分が、熱の作用によって減っていきます。減っていくということは、虚の状態になっていくということです。
　例えば、辛いものなどの身体を温める食物を食べすぎると、胃に熱がこもることがあります。すると水分が損傷されることにより、**便秘**を起こしたり、**強い喉の渇き**や、**口臭**といった症状が出やすくなります。加えて、前章で熱や暑や火の邪には**炎上性**があるといいましたよね。胃熱の場合、**熱が上に行き、歯茎が腫れて熱を持つ**ということが起こり得ます。これらの症状に対しては、胃経のツボ、なかでも内庭で治療すると有効です。なお、胃熱が長引くと、胃の津液不足や陰液不足が起きていきます。すなわち、**津液虚・陰虚**という、胃の病み方が新たな段階に入っていくこと

になります。

　このように、病理関係を考えて、今の状態を改善しないと次にどのような病態が起こるかというのを予測することも、治療家にとってとても大切な仕事です。「歯茎が腫れているのを放っておいたら、他の胃の病気が起きる恐れがある」、こうした病理関係を知っておけば、早めの対処で次の病気を防ぐことにつながっていきます。

 ## 八綱弁証法

　病因と病態について、いくつか例を挙げて見てきました。この項では、病態について解説していきます。

　まず大前提となる八綱弁証について、説明しておきましょう。西洋医学では患者さんの症状・所見から病名を診断しますが、東洋医学では病名をつけるのではなく、全体的な患者さんの状態を把握します。この状態のことを証といい、これを決定することを弁証といいます。そして、弁証の方法の基本となっているのが、八綱弁証なんです。

　八綱とは、陰・陽、表・裏、虚・実、寒・熱の８つの指標のこと。八綱は上記のように４つのセットに分かれますが、そのすべてを統括しているのが陰陽、病位と病態を具体的に示すものが残りの６つ、表裏と虚実と寒熱です（図6-5）。

　病位とは病が存在する位置のことで、表裏で表されます。患者さんを診るときに身体内部の臓腑の問題（裏）なのか、それとも体表の問題（表）なのか、どこに病気があるのかを大きく２つに分けて考えます。

　身体にとって不足しているものがあるのか、または過多となっ

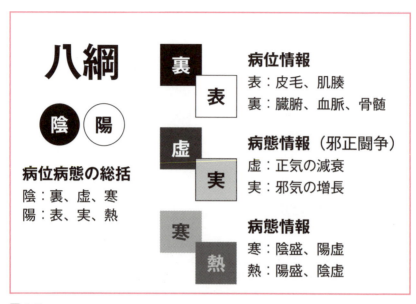

図 6-5

て滞ってしまったり、溜まってしまったりしているものがあるのか、身体にとって不必要なものが存在しているのかを見分けるのが、虚実です。

　虚は足りないことでしたね。陽虚、陰虚、精虚、津液虚、血虚、気虚の6つがありますが、それぞれ何が不足しているのかを表しています。

　実は虚の反対で、**過多となっている場合や不必要なものが身体に入ってしまった場合などを表しています**。例えば、アイスクリームをたくさん食べすぎてお腹が痛くなってしまったなんていうことがありますね。これは、身体に不必要な寒冷刺激を入れすぎたことで、胃痛が引き起こされているという、実の状態です。また、血液があるところで循環しなくなっている状態、溜まってしまって血瘀になってしまっている場合、気が滞っている場合も実

です。

　虚実の鑑別は、治療に当たってはとても重要です。鍼灸治療の際には、虚に対しては補という手技を使います。実に対しては、瀉という刺激の与え方をします。つまり、虚実によって手法が異なるので、虚実を鑑別しないことには治療手技を決定することすらできないのです。そのうえで、どこで何が虚となっているのか、実となっているのかを見極めて、刺激する経絡を絞り込んでいくわけです。

　このようにして、八綱で病態を大まかにとらえることが、まずは大切だということですね。

いいかげんの大切さ

　東洋医学をやっていると、アバウトになってくる。何でも不真面目にやる、というわけではなく、「こうしなきゃいけない」という決めつけや断定がなくなっていく。人は一人ひとり違うのだから、ある程度アバウトに診ないと一人ひとりに対応できないのだ。しかし、それはそれぞれの人に合った対応をするわけだから、一人ひとりに対しては厳密であるといえる。一方、西洋医学は厳密なエビデンスに基づいているが、ある程度の数の患者に効果が出る治療法で是とするが、必ずそこから零れ落ちる患者もまた存在している。「一人ひとりの患者」という視点に立つと、西洋医学も案外大雑把ということもできるだろう。

　いずれにせよ、治療家は「絶対こうなる！」という断定、ごり押し、こじつけは慎んで患者に当たりたいものである。

気の病態

では、気・血・津液・精の基本病理、病態について詳しく見ていきましょう。

まずは気の病態についてですが、はじめに大きな分類として、虚と実の2つに分類していきます。実なら実証、虚なら虚証と判断します。

実証ですが、気滞という病態があります。そして、気滞をベースとして気逆という病態も出てきます。「**上に突き上がる**」という病態です。

一方、**虚証**については、気が不足している気虚、気虚をベースとした**下垂、すなわち下のベクトルと関係する**気陥という病態が出てきます。また、陽虚もあります。陽は、太陽の「陽」、温かいというイメージでしたね。これが虚するということは、気虚から病が進行して**冷えの症状**が現れるようになった病態をいいます。気虚の段階には冷えはありませんが、陽虚になると冷えが伴います。陽虚は、気虚が一層進行したものですから、気虚よりも重い病態だといえますね。

気の病態には、このように、**気滞、気逆、そして気虚、気陥**という4つの病態があり、**気滞・気逆が実証性**のもの、**気虚・気陥が虚証性**のものとなります。

もう一つ、病態の診方のポイントを考えると、**生成不足**なのか**消耗過多**なのかということがあります。例えば気虚の原因について考えてみると、気は食べたものから脾の働きによってつくられます。ですから、食べ物を十分にとらずに気虚になった場合は、生成不足ということになります。一方で、大きな病や老化による衰退、過労などによって気が消耗過多になることもあります。

ある程度消耗しても生成が間に合えば補えますが、それが間に合わない状態なのか、もしくは消耗しすぎて生成が間に合っていないのか、これを見極めることも重要なんです。これは気だけでなく、血や津液、精についても同じことがいえます。

①気虚・気陥

　それでは具体的に、気虚について解説します。
　元気の消耗、臓腑機能の低下、抵抗力の減退といった病態が気虚です（図6-6）。ひと言でいえば、気が不足している病態ということです。気虚によって現れる症状には、例えば**倦怠、無力感、息切れ、懶言**などが挙げられます。倦怠や無力感は、元気と関係する症状、すなわち元気不足による症状です。一方で、息切れや懶言は、宗気不足による症状です。懶言というのは、声や話し方に元気がない状態、話すのも億劫になっているという症状を指します。

　また、気虚の場合は推動機能が低下していますから、**血行が弱くなり、脈が無力になる**という症状もあります。さらに、固摂が低下することにより、何もしなくても汗が出てしまう、自汗という症状もあります。例えば「同じ室温で誰も汗をかいていないのに、一人だけ汗が止まらなくなっている」なんていう人がいたら、気虚によって固摂機能、つまり漏れないようにする力が弱くなっている疑いありと診ます。

　いくつか病態を挙げましたが、気虚が出現しやすい臓は、心・脾・肺・腎の4つです。なぜ肝では気虚が起きにくいのかというと、疲れを一手に引き受ける辛抱強い臓だからなんです。そのため、肝は「剛臓」と呼ばれることもあります。しかし、ということはめったに診られない**肝気虚が出てしまっている場合は、逆に非常**

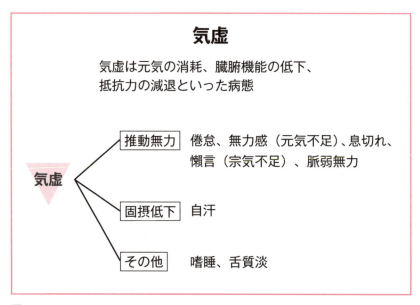

図 6-6

に重い状態なのだともいえるんですね。

　気陥に移りましょう。これは気虚のために起こる病態で、**下に下がる**という特徴を持っています。例えば**臓器の下垂、子宮脱、脱肛**など、気虚をベースに起こったこれらの症状は気陥と判断できます（図 6-7）。臓器を下垂させないように支える力を発揮しているのは、**脾の昇清機能**でした。これが気虚によって弱くなり、その結果、臓器の下垂が現れていたとすると気陥ということになります。これを見破れれば、治療のポイントが脾経にあるということがすぐに分かります。そして治療の手法は、虚に対する補ということになります。胃下垂の患者さんが来たときも、腎下垂の患者さんが来たときも、同じように治療のポイントは脾経で、気を補う治療をすればいいということになります。

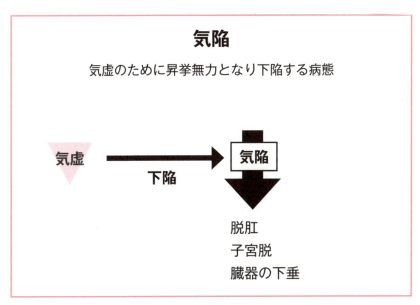

図 6-7

②気滞、気逆

　気滞とは、**気の動き、流れが悪くなった病態**です（図 6-8）。外邪、特に寒邪には、収引性と凝滞性がありました。これらはいずれも滞りをつくりやすい、つまり、気滞を起こしやすい性質です。

　情志の調節は、**肝の疏泄機能**によって行われています。さらに肝の疏泄は気機の調節を行っています。情志の失調によって肝が病み、疏泄がうまくできなくなったために気の動きが悪くなると、気滞という病態を引き起こす可能性があります。

　飲食物を食べすぎてしまい、身体のなかに滞っているときには、膨満感、お腹の張りという症状が現れます。これも気滞の症状です。気滞に共通して出現しやすい代表的な症状は、脹痛です。

　気滞が生じやすい身体の部位は、胃の他に胸脇部、乳房部など

があります。胸脇部は、特に**肝経**と関連があり、乳房部は**肝経・胃経**と関係しています。胸脇部が張って苦しいという患者さんが来たときには、肝経が治療のポイントとなります。肝経のツボのなかでも、気が動くようにするツボを刺激することになります。

　また、気滞は、**情志の変化によってひどくなりやすく**かったり、<ruby>噫気<rt>あいき</rt></ruby>や矢気**により軽減する**という特徴もあります。噫気というのは**げっぷ**のこと、また矢気は**おなら**のことです。噫気は気が上に動き、矢気では気が下に動きます。動いた分、一時的に滞りが動くことになるので、その分だけ少し楽になるのです。

気滞

気機の阻滞、気の運行障害によって起こる病態

・膨満感、脹痛
・好発部位は胸脇部、乳房、胃脘部
・情志の変化により増悪
・噫気、矢気により軽減

図 6-8

　もう一つ、気逆についても説明しましょう（図 6-9）。**気逆とは、気機の昇降失調によって気が上逆する病態**のことをいい、気滞をベースに起こる病態です。起こりやすいのは肺、胃、肝で、それぞれ肺気上逆、胃気上逆、肝気横逆と呼ばれます。

　肺気上逆によって起こりやすいのは、**咳嗽**、**喘息**です。<ruby>咳嗽<rt>がいそう</rt></ruby>は、

咳と痰が同時に診られることです。胃気上逆によって起こりやすい症状は、**嘔吐、吃逆**。吃逆とはしゃっくりのことです。肝は上逆ではなく、横逆となりますが、肝気横逆によって現れやすいのが、**腹脹、下痢**です。

気逆

気機の昇降失調により、臓腑の気が上逆する病態

好発臓腑は
① 肺（肺気上逆） → 咳嗽、喘息
② 胃（胃気上逆） → 嘔吐、吃逆
③ 肝（肝気横逆） → 腹脹、下痢

図6-9

 血の病態

次に、血の病態を見ていきます。やはりこちらにも、虚実の分類があります。さらに、寒熱の分類もあります。虚実では、血虚という虚の病態と、血瘀と呼ばれる実の病態があります。寒熱という分類で見ると、血熱といわれる病態と、血寒といわれる病態があります。

①血虚

まずは血虚についてですが、これは血が不足している病態です。

特に血が不足したときに現れやすいのが、**顔色萎黄やめまい**です。顔色萎黄とはつやがなく、黄色っぽい顔のことをいいます。**舌の赤味が薄くなっている**ということもあります。これを淡といいます。

また、血が足りなくなると、**脈は細くなりがち**です。川の流れと同じで、水が不足すると川幅が狭くなりますが、血も不足すれば脈幅が細くなるというわけです。気が不足した場合には拍動が弱くなりますので、気虚の脈と血虚の脈とでは状態が異なりますが、細脈が出やすい病態には血虚の他にもう一つ、陰虚があります。この鑑別は難しいですが、ポイントの一つとして、細脈の患者さんが**顔色萎黄でめまいを訴えていたら、血虚**の可能性が高いということが挙げられます。

ちなみに東洋医学では、診察法として**四診合参**という言葉があります。**一つの方向からだけで決めつけず、いくつかの角度から診て判断をしましょう**という意味です。顔色萎黄でめまいを訴えていて、舌質が淡、細脈の患者さんが、今は動悸と不眠を訴えているという場合。このときには、細脈と顔面萎黄、めまいから血虚と判断し、また動悸と不眠から、血虚のなかでも心血虚だというふうに考えます。同様に、訴えているのが動悸と不眠ではなく、眼の疲れである場合は、肝血虚と考えられます。

血虚の場合も、どのような訴えがあるかで、経絡を絞ります。細脈やめまいなどに加えて、動悸や不眠を訴えていれば、心経のツボで治療をしていきます。ただ、そもそも血虚というのは血が足りないということですから、血の生成を助ける脾もポイントとなります。これは脾経を使ってください。

②血瘀

　血瘀の原因としては、次に解説する**血熱・血寒**がありますが、他にもさまざまな原因があるので紹介していきましょう。

　例えば、気虚となって血を推動する力が低下してしまえば、もちろん血行は悪くなり、血瘀につながります。気は血を行らせ、気は血を生じ、気は血を固摂します。血行を決定しているのは、気の行りです。気虚や気滞によって気の行りが悪くなると、血の行りも悪くなってしまいます。その結果、血瘀という病態を引き起こすことになるわけです。

　もう一つ、血瘀の原因には、痰濁というものもあります。これは、血管内に悪いコレステロールがへばりついているような状態をイメージしてください。痰濁が血管内に詰まっていくと、血の滞りが起こり、そこから血瘀になることがあります。

　さて、血瘀に関係する痛みがあるんですが、その特徴は刺痛、「刺すような痛み」です。それから、固定痛。痛む部位が固定しているということです。さらに、拒按(きょあん)というものもあります。これは、「**痛いところを抑えられるのを拒む**」という意味です。ちなみに拒按の逆は、喜按といいます。つまり、「**抑えられるのを喜ぶ**」ということ。拒按は**実証性の痛み**ですが、喜按は**虚証性の痛み**です。

　血瘀のときに出た血にも、独特な性質が見られます。色が鮮やかな赤色ではなく、黒みを帯びています。また、血の塊が混入していることもあります。

　さらに血瘀の特徴には、腫塊というものもあります。要は**腫れ物**のことです。ただし、腫塊があるからといって、すぐに血瘀と判断してはいけませんよ。先述しましたが、四診合参です。他にもさまざまな症状を診ながら、総合的に病態を判断することを忘れないでください（図6-10）。

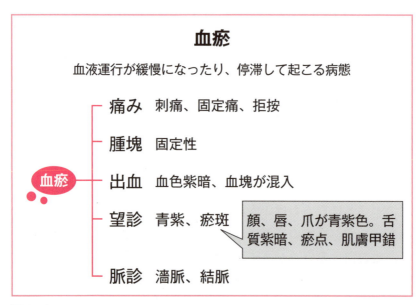

図 6-10

③血熱、血寒

　虚実の分類に続いて、血の寒熱による病態の分類も確認しましょう。

　血熱は、**血のなかに熱がこもっている病態**です（図 6-11）。熱性の変調は、**抑鬱などの情動の変化**、それから**暑・火**という熱性の邪気を受けたり、**辛いものや塩味のもの、あるいは味の濃いものなどを偏食**したりすることによって起こります。

　身体のなかには血液が循環していますが、身体のどこかに熱が溜まっていると、そこで血に熱が移ってくることになります。熱は、肝にこもりやすいんです。肝に蔵血という機能があったのを思い出してほしいんですが、肝にこもった熱が貯蔵されている血に移り、血熱になるのです。

　強い怒りを感じたりすると、顔面紅潮することがあります。顔

が熱くなる、赤くなるということも熱と関係しています。五志を統括しているのは**心**でしたが、気分の変化で心に熱がこもったとします。心は血を推動する働き、主血機能がありましたね。心に熱がこもると通過した血液に熱が移り、そこから推動作用によって全身に飛び火していきます。

熱性の食べ物を食べたときには、**胃腸**に熱がこもります。これが血に影響すると、血熱になります。**身体のどこに熱がこもっていても、それが血に波及した場合は、血熱となります。**

血熱で最も起こりやすい症状は、さまざまな出血です。鼻血を出しやすくなったり、喀血したりということです。血熱によって胃の細い血管を損傷すると、吐血が現れやすくなりますし、膀胱の細い血管を損傷すれば、血尿が出ます。

一方で、血寒という病態もあります。これは血熱とは逆に、**身体の熱が奪われた病態**のことです。例えば、冷たい水のなかにずっといて身体を冷やしたり、冷たいものを食べすぎたり、長期にわたって寒性の飲食物を食べ続けることなどによって身体のなかに冷えがたまっていき、引き起こされます。

寒の特徴は**収引性**と**凝滞性**ですが、これが血に働くと流れが悪くなるんです。すると、血行障害によって血瘀という新たな病態を引き起こしてしまいます。**血寒は血瘀の原因となる**のです。

なお、血熱も長期に作用すると、血に粘り気が出てきます。そうなれば当然、血の流れは悪くなり、血行障害を起こします。この血滞が進むと、血瘀となります。ということは、血熱でも血寒でも血瘀は引き起こされるということですね。

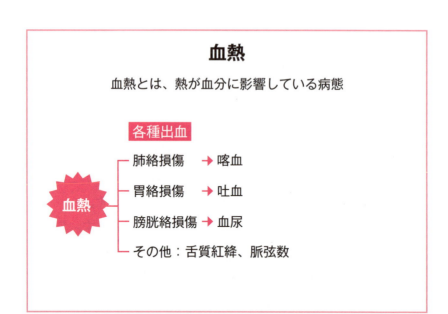

図 6-11

 ## 津液の病態

　気、血と来たので、次は津液の病態について見ていきましょう。
　津液の病み方にも、虚と実があります。**津液が不足している状態**が虚、**津液がどこかで停滞している場合**が実です。
　まず虚の病態ですが、津液が不足するとどうなるかというと、潤す作用が低下してきます。つまり、乾燥してくるということです。身体のいろいろなところに乾きが現れる、これが虚の病態です。津液が不足する原因としては、**生成不足**か**消耗過多**ということになります。汗をかきすぎてしまうというのは、消耗過多です。また、燥邪も津液不足となる原因です。漢方薬のなかには、身体の内部を乾かす作用のあるものがあります。燥剤というのですが、これを長期にわたって服用していると、津液は不足していくこと

になります。

　実はどうでしょうか。停滞した津液は悪い水分である湿となり、湿が凝集すると別の病理産物である痰に変わります（図6-12）。津液が停滞する原因としては、外邪によるもののほか、気の変調も挙げられます。七情の変調で気の動きもまた変調をきたすと、それによって津液や血の循環が悪くなります。津液の停滞は津液の輸送障害、排泄障害を引き起こし、病理産物である湿が体内に発生します。湿が凝集して痰となったりもします。

　津液の停滞に関しては、水の代謝を思い出してください。水の代謝には、**上源である肺**、**水湿の運化をしている脾**、そして**全身の水のコントロールをしている腎**がかかわっていましたよね。この3つの臓の協調関係によって、全身の水の代謝・循環が行われ

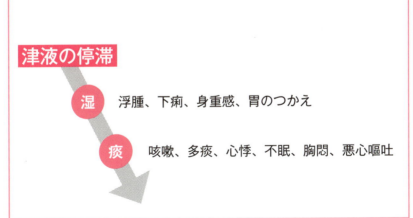

図6-12

ているのです。これらの臓のどれが悪くなっても津液が停滞し、湿を発生させたり、痰を発生させる可能性があるというわけです。

 精の病態

最後は、精の病態です。これは腎精の不足によって引き起こされます（図6-13）。

まず大前提として、精は、**先天の精を蔵する腎、精の生成と関係する脾**が密接に絡んでいたことを思い出してくださいね。精の不足（腎精不足）の原因としては、先天的なものと、生成不足、消耗過多が挙げられます。腎精不足という病態は、精の不足によって精の働きが低下し、さらにそれを貯蔵している腎の働きが悪くなっていることを示しています。

精が不足すると、**発育、生殖、老化といったことに影響を及ぼします**。精が不足して腎が弱ってくると、耳が聞こえづらくなったり、耳鳴りがしたりといった症状が現れます。さらに、めまいや健忘、足腰が弱ったり、髪の毛が脆くなったり抜け落ちたりということも起こります。

ここまでが、気・血・津液・精の基本病態となります。虚実や寒熱といった分類の考え方についても、しっかり頭に入れておいてください。

腎精不足

精の不足により起こる病態

腎　腎精不足 ─┬─ 発育〔発育不良〕
　　　　　　 ├─ 生殖〔不妊症、閉経、性機能減退〕
　　　　　　 └─ 老化〔早期の老化〕
　　├─ 耳〔耳鳴、難聴〕
　　├─ 髄海〔眩暈、健忘、認知症〕
　　├─ 足腰〔足腰のだるさ、痛み（酸痛）〕
　　├─ 髪〔脱毛〕
　　└─ 歯〔脱落〕

図 6-13

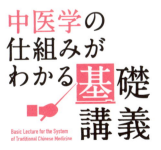

第6章まとめドリル

■八綱弁証法
1.「八綱」の状態を分析し、病証を決める東洋医学的診断法
2.八綱の分類
　①陰陽　陰陽のバランスを診る。他の六綱を統括する
　②表裏　病が[1　　　　]（表）か[2　　　　]（裏）か、どちらにあるか病位を診る
　③虚実　気・血・津液・精・陰・陽の[3　　　　]を診る→[4　　　　]の治療方針を立てるうえで重要
　④[5　　　　]　冷えや熱の症状・所見を伴うかを診る

■気の病態
1. 虚証性の病態
　①[6　　　　]　気が不足している病態。倦怠、無力感、息切れ、懶言、脈が無力
　②[7　　　　]　気虚がベースとなって、臓器の下垂などが診られる病態
2. 実証性の病態
　①[8　　　　]　気の流れが滞っている病態。脹痛、腹部膨満など症状、情志の失調による増悪、噯気・矢気による軽減が診られる
　②[9　　　　]　気機の昇降失調によって気が上逆する病態。肺気上逆、胃気上逆、肝気横逆の病証があり、肺なら咳嗽・喘息、胃なら嘔吐・吃逆、肝なら腹脹・下痢の症状が診られる

■血の病態
1.虚証性の病態—[10　　　　]
　血が不足している病態。顔面萎黄、めまいといった症状が診られ、舌の色が薄い、細脈などの特徴がある
2.実証性の病態—[11　　　　]
　血が滞っている病態。刺痛、固定痛、腫塊などの症状が診られ、拒按。原因として気滞や血熱、血寒、痰濁などが挙げられる
3.熱性の病態—[12　　　　]
　血のなかに熱がこもっている病態。鼻血、喀血、吐血、血尿などの出血症状が診られる。抑鬱、暑邪・火邪、熱性の食物の偏食などが原因で起こる
4.寒性の病態—[13　　　　]
　全身が冷え、熱が奪われている病態。寒邪の収引性と凝滞性によって血滞が起こり、やがて血寒になる

■津液の病態
1.虚証性の病態　身体各部の[14　　　　]が起こる。津液の生成不足か消耗過多による
2.実証性の病態　津液が停滞して[15　　　　]が発生し、やがて[16　　　　]となる

■精の病態
・腎精虚　精の不足によって[17　　　　]、[18　　　　]の減退、[19　　　　]が引き起こされる

136

中医学の
仕組みが
わかる基礎
講義

Basic Lecture for the System
of Traditional Chinese Medicine

第7章 代表的な病証29選

 東洋医学に「病名」なし

　西洋医学にはたくさんの病名、疾患名があり、西洋医師たちはこれを一つひとつ頭に入れています。一方の東洋医学では細分化された病名・疾患名がない、ということを聞いたことがある人もいるかもしれませんね。中医師や中医鍼灸師は、だいたい30の基本的な病理をしっかり把握しておくことで、治療を組み立てています。より具体的にいうと、患者さんの身体の五臓六腑をベースにして、どこがどのように病んでいるのかを分析していくと、30程度の基本的な病理に大別できてしまう、ということ。これだけ知っておけば、実際の治療に入ることが可能なんです。

　例えば、気虚の患者さんがいたとします。気虚の場合に出現しやすい症状としては、息切れ、倦怠、脈弱などがありました。これらの症状をベースにして、特に動悸を訴えた場合、病位はどこになるでしょうか。動悸はどこで起こるのか、五臓六腑で考えてみてくださいね。これは簡単。動悸は心臓で起こりますから、臓腑は心ということになります。この場合、**病態は気虚、病位は心**ということになり、この患者さんは心気虚証だという病証を導き出せます。あとは、これに対応する湯液を処方したり、鍼を打てばよいわけです。

　同じく息切れ、倦怠、脈弱がある患者さんで、主訴が「長く続く咳」であった場合はどうでしょうか。この場合、咳が最もつらいわけですから、病位は肺ということになりますよね。すると、

病態は気虚で、病位は肺。つまり、この患者さんは、肺気虚証です。

このように考えると、同じ気虚でも、（心包を含んだ場合）六臓六腑合わせて12の気虚病証があることが分かると思います。気虚の患者さんがいたとしても、患者さんが訴える主訴が何かということを考え合わせて、病位を特定し、証を導く。これが東洋医学の基本的な診察方針となります。

前章では病態を、陰陽をベースに、表裏、虚実、寒熱をそれぞれ診ていく八綱弁証を紹介しましたが、証を立てるうえではこの八綱弁証がとても重要です。症例を分析していく場合には、まず八綱弁証を行って病態を把握し、あとは病位を具体的に検討すれば証を導き出せます。どうでしょうか、簡単ですよね。東洋医学はとてもシステマティックにできているんです。

では、本章で五臓それぞれの病理・病証について具体的にお伝えしていきます。まずは肝の病証から行きましょう。

肝の病理・病証

①肝気鬱結証（気滞）

ここからは肝の病証を紹介していきます。肝が病んでいるときには、頭頂部、眼、それから脇部に症状が現れやすいですが、さらに乳房部、少腹部、陰部などもポイントです。これは何なのかというと、肝経の走行部に当たる部分なんです。

臨床例で確認してみましょう。女性の患者さんが来ました。生理前になると乳房部が張って痛むということを訴えています。そして、イライラしやすく、わけもなく人に当たってしまうといいます。

この場合は、乳房部に異常が現れていることから、病位は肝ということがまずわかります。
　そして、イライラして人に当たってしまう、これは怒の現れなのが明らかです。肝の疏泄は情志を調節していますが、疏泄が失調して情志に影響が及ぶと2通りの現れ方があります。一つは、疏泄の力が及ばない場合に現れる、精神抑鬱。逆に、**疏泄が過剰に働く場合にはイライラしたり怒りっぽくなる**という、怒の現れです。
　ということは、この患者さんは、肝の疏泄が悪くなって起こる病態が現れていると分かりますね。これを肝気鬱結証といいます（図7-1）。

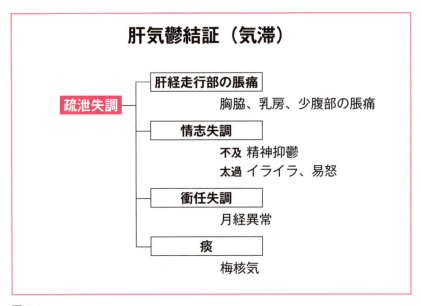

図 7-1

　少し応用をしてみます。肝の疏泄機能には、情志の調節の他、

気機の調節という働きもありました。ですから、疏泄が失調すると、気の動きが悪くなる気滞という病態も出てきます。また、肝の疏泄機能は**脾胃の運化を助けて消化・吸収を促す働き**もあるので、失調すれば消化器系の症状も出てきます。吐き気や食欲不振、下痢、悪心嘔吐、腹痛などですね。

例えば、人前で話す前にいつもお腹が痛くなったり、吐き気を催したりしてしまう人っていますよね。この場合は緊張により疏泄機能が悪くなって肝鬱となり、脾胃に影響が出ているといえます。こういう患者さんには、肝の治療と、脾胃の治療を合わせて行います。

②肝火上炎証

前出の肝鬱がなかなか改善せずに熱化した場合には、肝火上炎証となることがあります。**肝鬱の滞った状態が長期化すると、熱を生じてくる**のです（図7-2）。肝火は肝鬱から来る場合もあれば、別の原因で身体のなかに実熱がこもって、それが肝に影響して起こる場合もあります。いずれも、**肝に実熱が溜まっている病態**です。

この肝火に出現する症状・所見はまず、実熱に共通して診られる**身熱や顔面紅潮、舌質紅や舌苔黄、脈数有力**などです。そして、病位が肝ですから、肝の病位情報も現れますよ。肝鬱から熱化して肝火になったということですから、火の特性を思い出してくださいね。火には炎上性、つまり上に燃え上がる性質がありました。したがって、病位情報が現れやすいのは、**身体の上部にある頭部・顔面部**ということになります。つまり、頭頂部に痛みがあったり、眼が充血したり、耳鳴りがしたりといった症状が、肝火のときには現れやすくなるというわけです。

この肝火がいろいろなところに影響を及ぼすこともあります。例えば肝火の炎上性によって心に影響した場合には、神志の異常による症状である不眠が出てきます。肺に影響すれば、呼吸器系の症状として咳嗽が起こりやすくなります。

　肝火が心に影響した場合は、肝火・心火となります。これを心肝火旺証といいます。また、肝火が肺に影響して肺に熱がこもったものを、肝火犯肺証といいます。

肝火上炎証
肝火が旺盛となり、上部に上炎する病証

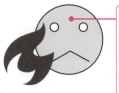

頭頂部に痛みが起こりやすい
眼の充血、耳鳴り、難聴

裏実熱：口渇、身熱、
　　　　　顔面紅潮、小便黄

肝鬱 → 肝火の上炎

胆に影響：耳鳴り、口苦
肺に影響：咳（肝火犯肺）
心に影響：不眠、多夢（心肝火旺）

図7-2

③肝血虚証

　心血虚と同じように、肝にも血虚が起こります。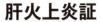肝血虚証とは、肝血の不足によって起こるもので、**眼や爪に栄養障害が起こります**（図7-3）。目がかすんだり、爪の血色が悪くなったりということです。また、**月経異常**が現れることもあります。血虚ですか

ら、血が貯まるのが遅くなり、月経が遅れやすくなるわけです。

　肝血虚の症状としては血虚に共通する、**顔色萎黄**、**舌質淡**、脈は**細**が挙げられます。さらに、肝は**筋**とも関係してきますから、しびれ、ふるえ、ひきつりといった筋と関係する症状も挙げられます。どこか身体がピクピクとひきつったような状態になるときには、その部位が血虚になっていることが考えられますが、それがひどい場合には、筋に関係する臓腑として、肝血虚証である場合があるのです。

　さらに肝血虚証の場合は、肝のみならず**体内の血が全体的に少ない**ということがいえます。血は栄養作用だけでなく、循環しながら身体に熱を伝導する役割も担っています。ですから、血が少なくなると筋の栄養状態が悪くなるだけでなく、温める作用が弱くなります。そこに夜の冷えなどが加わると、寒邪の収引性によって引き起こされるのが**こむら返り**です。

　このように、肝血虚証の場合には、眼、爪、筋に異常が現れやすく、女性であれば月経が遅れるといった特徴が診られます。

④肝陰虚証

　次は、**肝陰虚証**です。陰虚とは陰液の不足している病態、肝陰虚であれば肝の陰液が不足しているということです（図7-4）。陰虚に現れやすい症状は、まず**五心煩熱**。それから**盗汗**、**舌質紅**、**舌苔少**、**脈細数**です。

　陰液が足りなくなるのが陰虚ですが、夜になると陽は陰に入るとされています。しかし、陰が足りなければ陽が入る場所が足らず、その入りきらない陽が熱となって、夜に熱が漂うようになります。そして、**五心煩熱**が現れやすくなるのです。

　五心煩熱とは、**夜になると五心が火照るという症状**です。「五心」

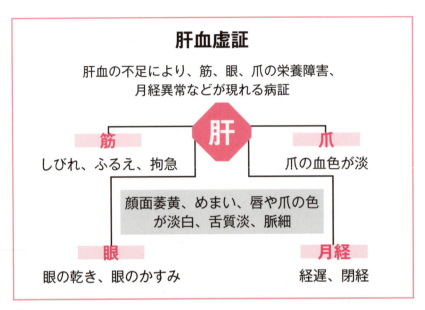

図 7-3

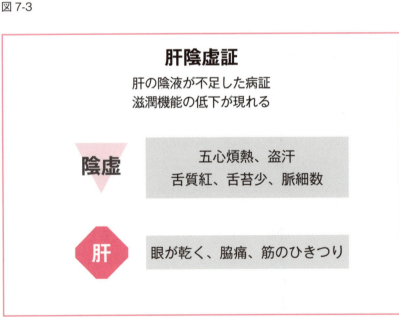

図 7-4

は、**両側の手の平、また両側の足の裏、そして胸の真ん中の5つの部位**を指しています。5カ所すべてが一度に火照る人もいれば、手だけ、足だけという人もいます。五心煩熱は特殊なもので、もしこの症状が確認できたとしたら、そのまま陰虚だと判断してOKです。1日中火照るのではなく、夜だけというのも鑑別のポイントですね。

　陰虚が肝にあるということは、肝の病位情報も診られることになります。まずは、眼が乾きやすくなるということ。陰液は潤す作用がありますから、これが不足すれば、肝に関係する眼が乾きやすくなります。筋も潤いがなくなると、こったりひきつったりという症状が現れてきます。柔らかさがなくなってしまうんですね。また、**脇痛**といった症状も肝の病位情報として挙げられます。

　ではここで、肝血虚証と肝陰虚証の違いについて考えてみましょう。共通点は、ともに肝が病位だということです。ですから、いずれも肝と関連した症状が出ます。ただ、病態のほうは異なってきます。

　血虚と陰虚を見分けるポイントとしては、まず顕著に出やすいのが**舌質**です。血虚の場合は**舌質淡**ですが、陰虚の場合は、熱による充血が診られるため舌が赤くなりやすいのです。また、先述しましたが陰虚の場合は**五心煩熱**が診られますので、これも血虚と陰虚を見分けるポイントになります。

⑤肝陽上亢証

　私たちの身体が正常な場合というのは、陰陽のバランスが取れていることを意味しています。何らかの原因で陰が少なくなると、陽が余ります。すると、余った陽は熱となり、炎上性という性質ゆえに上に上がっていきます。肝でこれが起こった場合、つまり

肝に熱が溜まってしまった病態のことを、肝陽上亢証といいます（図 7-5）。

　肝陽上亢証の症状・所見は、上に上がっていくという性質から、頭部・顔面部など身体の上部に多く診られます。具体的には**めまい**、**頭痛**、**耳鳴り**、**眼の充血**などです。この病態は、高血圧症の患者さんによく診られます。

　さらに人間の身体の陰液は、腎を根源としています。そして本来は、肝陰が不足しはじめると、腎陰がバックアップすることになります。しかし、バックアップを続けていると、その腎陰も次第に減っていき、やがて腎陰虚にもなってしまいます。これを、肝腎陰虚証といいます。この結果、陰虚による五心煩熱、そして肝・腎にかかわる症状が出てきます。肝腎陰虚証になった場合には、**腰・膝の軟弱化**という症状が加わってきます。

　肝陰虚と腎陰虚がリンクするケースには、肝から腎へというパターンだけでなく、腎から肝に影響が及ぼされるパターンもあります。例えば老化によって腎陰が不足した場合、肝陰のバックアップができなくなり、肝陰虚になるなんていうケースです。

　肝か腎かどちらの陰虚から先に始まっていても同じように病態は現れるのですが、患者さんに、3カ月前、半年前、1年前はどのような症状があったのかと経過を聞くことでどちらが原因かわかることもあります。

　さて、肝腎陰虚証になってしまうと、腎でも陰液のバックアップができない状態ですから、肝陽上亢証が起こっていきます。肝腎陰虚証では、**夜になると手足が火照ったり、腰や膝がだるくなったり、さらに眼がかすんだり乾いたりという症状**が現れます。これが肝陽上亢証にまで進むと、前述の通り、特に身体の上のほうに症状が著しくなっていきます。

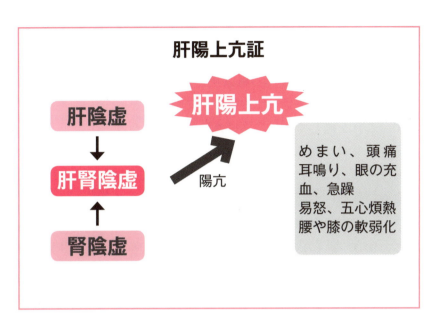

図 7-5

⑥肝風内動証

　ところで高血圧症は、東洋医学的にいうと肝腎陰虚証をベースにして起こるんです。肝腎陰虚から肝陽の亢進が引き起こされ、血圧が上昇してしまうのです。

　高血圧を放っておくと、めまいがだんだんひどくなってきたり、手がふるえてきたりします。あるいは、顔がふるえてくる人もいます。ふるえは風の問題とされており、これは肝風といわれています。そして、これがさらにひどくなると、中風という脳血管障害が起こります。

　肝腎陰虚証は加齢とともに起こりやすくなりますが、一度肝陽上亢証になってしまうと、元に戻してもまた再発しやすくなる傾向があります。そこから肝風内動証になりやすくなってしまいま

すから、**できるだけ初発を抑えることが重要**です。つまり、肝腎陰虚証のところでうまく対処しておくことが大切なのです。

　この肝陽上亢から現れる風は身体のなかで生じたものなので、内風と呼びます。こうして内風が生じた病証を肝陽化風証といいます（これを略して、先に述べた**肝風**となるわけです）。

　一方、非常に高い熱が出たときにも、やはり内風が起こる場合があります。これは、熱極生風証と呼ばれるもの。高熱が出て、痙攣やひきつけが起こるというのも内風の一つです。

　また、**陰虚のために陰液が不足したことで筋脈の潤いが悪くなる**と、ひきつった状態が現れやすくなり、これが肝風、内風を引き起こすこともあります。これは陰虚動風証です。

　まとめると、内風が生じるパターンは、肝陽化風、それから熱極生風、そして陰虚による筋脈の潤い不足が挙げられます（図7-6）。

　ここまでが肝の主な病証です。ポイントとなるのは、眼の異常やめまい、筋のひきつり、痙攣、脇部の異常といった症状です。診察では脇部、すなわちお腹の両脇をよく触診して、張っているかどうかを確かめてくださいね。

肝風内動証

内風証の一つ。動揺現象（ふるえ、ふらつきなど）
めまい、痙攣などを伴う病証

❶肝陽化風証

肝陽上亢が進行して起こるもので、陽の亢進が亢じて生風となったものである
[眩暈、四肢のしびれ、震顫、半身不随]

❷熱極生風証

強い熱邪のために急激に津液を損傷し、筋脈失養となったものである
[高熱、痙攣]

❸陰虚動風証

陰虚のため筋脈失養となり、肝風を誘発したものである
[手足のひきつり、五心煩熱]

図 7-6

心の病理・病証

　第3章で心の生理について説明しました。心は血脈を主り、心気は血液を推動して脈中に運行させる働きを持っています。そして、心は神志を主るということにも触れましたね。こうした働きのある心が病んだ場合、どのような特徴的な症状、所見が現れるのでしょうか（図7-7）。

　まず、心病証の特徴的な症状として、神志の面でさまざまな異常が出現します。例えば、不眠、多夢、健忘、譫語といったものが代表的な症状です。特によく診られるのが、不眠ですね。

　心の病位情報にもさまざまあります。心とかかわりのある部位は、顔、舌、そして心臓（胸）が代表的なものです。顔の色や光沢、舌の潰瘍や言語、味覚など、顔や舌の異常、そして心悸、心

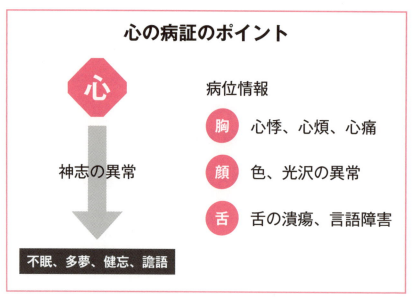

図7-7

煩、心痛といった心臓の異常が現れたら、心が病んでいると判断しましょう。

①**心気虚証**

では、心気が不足した場合、すなわち心気虚証になった場合、どんな症状・所見が、どこに診られるのでしょうか（図7-8）。

具体的な症例で考えてみましょう。**息切れ**や**倦怠**、**無力感**があると訴える患者Aさんが来たとします。脈を取ってみると、**脈の拍動が弱い**ことが確認できました。**動悸が激しい**ことが一番つらいといいます。つまり主訴は**心悸**ということです。ここまでで、息切れ、倦怠感、脈弱から病態は気虚であることと、主訴から病位は心であることがわかりますね。

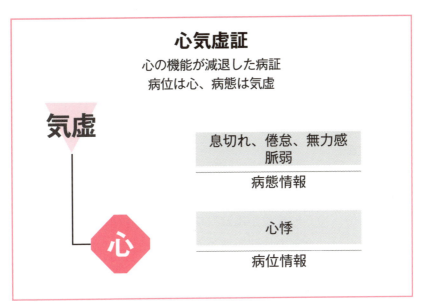

図7-8

さらにもう少し詳しく、八綱弁証で診ていきましょう。まずは表裏からです。表証とは、外邪を受けて衛気の状態が悪くなり、悪寒、発熱、浮脈という症状が出る病証をいいます。すなわち、**体表部**の問題です。心気虚は**身体の内側の病態**になりますから、表証ではなく裏証となります。心気虚は虚ですから、裏証と合わせて裏虚証ということができます。

　ちなみに、**五臓六腑の問題はすべて裏証**なんです。表証は唯一、**風邪の初期に現れる病証**となります。

　次に寒熱ですが、これは冷えの症状があるか、熱の症状があるかを確かめます。寒象があれば寒証、熱象があれば熱証と判断するのが約束事となりますが、どちらもないことがあります。その場合は「平」という言葉で表現します。

　このように表裏、虚実、寒熱について分析した結果、Ａさんは裏・虚・平であり、そして裏は、具体的には心ということが分かりました。あとは治療を組み立てていくだけです。Ａさんの場合、経絡は心経が治療のポイントとなります。そして、気が不足しているわけですから、気を補うツボを調整（補法）すればいいということになります。

②心陽虚証

　次は心陽虚証にいきましょう（図7-9）。まず陽虚とは、温める要素が足りないということ。気虚ゆえに温煦機能が低下したことによって、冷えの状況が現れた病態が陽虚です。気虚との鑑別のポイントは、**冷えの症状があるかどうか**（図7-10）。八綱弁証の表裏では裏証、虚実では虚証、寒熱では寒証となります。陽が足りず、冷えの症状が出ているので、寒証になりますよ。

　病位の判断ですが、**心悸**や**心痛**などがあれば心と診るのは容易

心陽虚証

心陽不足により温煦機能が低下し、虚寒現象が現れる病証
病位は心、病態は陽虚

陽虚

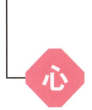
心

寒がり、四肢の冷え、
息切れ、無力感
脈弱

病態情報

心悸、心痛

病位情報

図7-9

心気虚証と心陽虚証との鑑別

共通点
①病位は心
②気虚による症状
　[息切れ、無力感、脈弱]

相違点
気虚 …… 倦怠、無力感が顕著に出現
陽虚 …… 寒がり、四肢の冷えといった虚寒による症状が加わる

図7-10

かと思います。風・寒・暑・湿・燥・火のうち、痛みを最も引き起こしやすいのは、寒邪です。寒の特徴である収引性と凝滞性が痛みの原因になるからです。陽虚は、温煦機能が低下して冷えが出ているという病態ですが、この冷えはどこから来ているかというと、**陽気の不足**です。陽気が虚したために、冷えが起こっているわけです。これを虚寒といいます。虚証性の冷えということです。この虚寒のために出ている痛みが心にあるので、病位は心。他にも例えば陽虚が脾にあった場合には、お腹に痛みが出ます。共通しているのは、冷えによって痛みが出ているということです。

　心陽虚証の場合も、治療経絡はもちろん心経。陽虚を改善するのに非常に優れたツボとしては、関元が挙げられます。臍の下にあるツボで、身体の陽気を強くする作用を持っています。臨床では関元に、心と関係する他のツボも組み合わせて治療します。身体を漠然とただ温めるだけでなく、より細かく温めたい部位を示す必要があるので、心経の任意のツボを調節してから、関元を調節することになります。また、**心経の原穴である神門で心虚を治し、関元で陽虚を治療する**パターンも多いです。

③心血虚証・心陰虚証

　血虚というのは、**血の濡養が受けられなくなって起こる病態**です（図7-11）。心血虚証の場合は病位が心、病態は血虚ということになります。血虚の病態情報としては、**顔色萎黄、舌質淡、脈細**があります。つやがなくて黄色っぽい顔色だったり、舌の赤味が薄かったりという症状です。

　血が虚しているために、血が持っている潤す作用・栄養する作用が受けられなくなっているわけですが、もう一つ、**血が不足することで神志にも異常が起こります**。ですから、心血虚証の場合

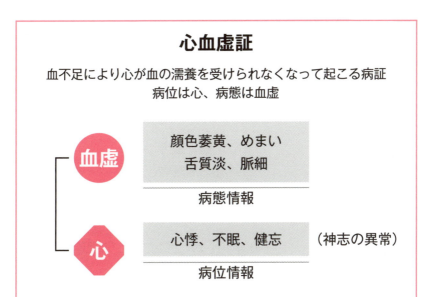

図 7-11

は、心そのものに栄養が足りなくなり、**心悸**が起こったり、また神志に異常を来して、**不眠**や**健忘**が起こったりといった症状も診られることになります。

　患者さんが「動悸はないけれど、不眠症状が続いている」と訴えたとします。所見では、顔色が黄色っぽくてつやがない、脈も細くて舌質淡。さらに軽いめまいもあるとなれば、これは心血虚証だと判断できます。このように仮に動悸がなくても、神志の異常から来る症状が診られるために、心血虚証と判断できる患者さんもいます。

　続いて、心陰虚証という病証についてもここで説明します。陽虚に対して陰虚は、**陰液不足によって神志の栄養が悪くなった病態**です（図 7-12）。心の主っている神志の栄養が悪くなった病態を、心神失養といいます。病位は心で、病態は陰虚です。

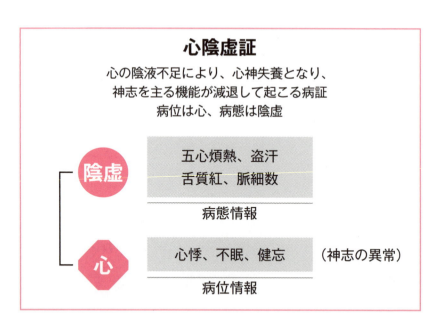

図 7-12

　また、陰虚の人によく診られるのが、寝汗です。寝汗のことを、東洋医学では盗汗といいます。そして、心陰虚証の場合も心血虚証と同じように、神志の異常によって不眠が現れやすくなります。心血虚証と心陰虚証の共通点は**心悸**、**不眠**、**健忘**です。ということは、心陰虚証と心血虚証を鑑別するには、五心煩熱があるかどうか、盗汗があるかどうかという2点にかかっています。

④心火亢盛証

　心の病証として、心火亢盛証というものもあります。「心火がかなり強くなっている」という意味で、体内で実熱が強くなり、それが心に影響している病態のことをいいます（図 7-13）。虚熱は五心煩熱のときに診られる、夜になると火照るという状態ですが、実熱は**身体が1日中火照っている状態**です。顔面が紅潮した

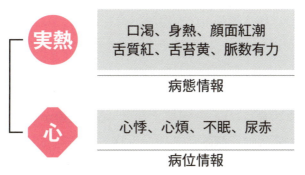

図7-13

り、尿が黄色くなったり、舌が赤くなったり、脈が速くなったりします。また、口が渇いたりという特徴もあります。

　心火亢盛証の場合は、実熱が心に影響するわけですから、その結果、心が主っている神志に異常が現れます。ですから、実熱の症状に加えて、心に関連する症状、つまり心悸や不眠、心煩といったものが現れてきます。

　この場合の治療のポイントは、病位は心ですから、心経のツボということになります。そして、**熱を冷ますためのツボ**にも注目します。各経絡には井・滎・兪・経・合の5つ、すなわち五兪穴・五行穴というものがあります。このうち**清熱作用に優れているツボ**は滎穴ですから、心経の滎穴を使いましょう。

　ちなみに、心火と同じように、肝で実熱が強くなり影響する肝火という病態もあります。ともに実熱に出やすい症状、身体が火

照ったり、顔が紅潮したり、舌が赤くなったりということが診られます。では、心か肝か、病位をどのように見分けたらよいでしょうか。これには蔵象をきちんと把握している必要がありますよ。心は神志を主るため、ここに影響がある場合には、**神志にかかわる症状**が現れます。もしくは、**心悸や心煩といった心の症状**です。肝の場合は、疏泄機能や蔵血機能がありましたから、これにかかわる症状が現れることになります。これが鑑別のポイントです。

⑤心血瘀阻証

　心の病証の最後は、心血瘀阻証です。**心で血瘀が阻滞している、詰まっているという病態**です（図7-14）。
　血瘀の場合の痛みの特徴としては、固定痛があります。血瘀が

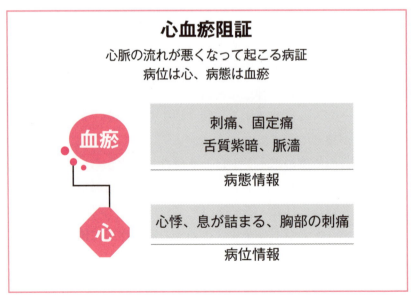

図7-14

どこかに溜まっているわけですから、その部分のみが痛むということです。痛み方は、**刺すような痛み**。もう一つ、夜にその刺痛が起こりやすくなるという特徴もあります。また、所見としては、舌の色が紫がかっていることも多く診られます。さらに、心血瘀阻の場合は、血瘀が心にありますから、胸部・心臓部に刺すような痛み、あるいは心悸が起こります。

　ここまで心の病証をいくつか見てきましたが、病位を心と判断するためにはポイントがあります。それは、**心悸の有無、不眠、よく夢を見るかどうか、胸悶感の有無、精神状態、健忘、心痛、舌、**上肢内側の痛み・しびれ、**顔色、汗。**

　「上肢内側の痛み・しびれ」は説明してきませんでしたが、手の少陰心経の走行と関係しており、心疾患を持っている患者さんによく診られるものなので、これも覚えておきましょう。

脾の病理・病証

　脾が病む、すなわち脾の生理機能が悪くなると、身体はどうなるでしょうか。脾の生理機能を思い出しながら確認していきましょう（図7-15）。

　脾は運化を主る臓でしたね。運化には、水液の運化と水穀の運化の2つがありました。このうち、水液の運化が悪くなると、水が溜まりやすくなり、**むくみが出ます**。あるいは、**便が緩くなる**こともあります。水穀の運化が悪くなれば、**消化・吸収が悪くなります**。

　また、脾の生理機能としては、運化のほかに昇清、統血、生血もありました。昇清は、**清気を上に昇らせる働き**や、内臓を下垂させないようにするという働きです。これが悪くなれば、**めまい**

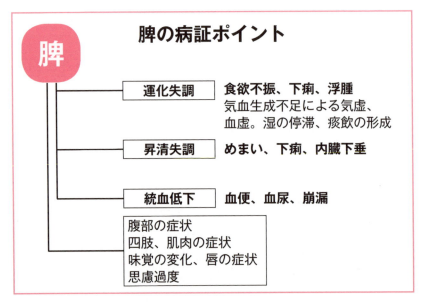

図 7-15

や**内臓下垂**が起こる可能性があります。統血は、**出血させないようにする働き**です。脾気の固摂作用が統血ということでしたが、この機能が低下すれば、いろいろな出血が起こりやすくなります。**血便**や**血尿**、女性の場合は月経ではないのに出血する、**不正性器出血（崩漏）**が起こることもあります。また、生血に影響があれば、気血生成不足によって**気虚**や**血虚**が起こります。

　さらに、脾が病んだときに、身体のどこに問題が出やすいかということも考えてみましょう。脾はまず腹部の問題が代表的ですが、ほかにも四肢や肌肉の状態、また味覚や唇の問題、思慮過度ともかかわってきます。

　脾の病み方の具体例を挙げておきましょう。ある学生が受験を前に、食が細くなり痩せてきて、貧血気味、顔にも血色がなく黄色っぽい顔になっていたとします。勉強をいくらがんばっても、

頭に入ることはなく、焦れば焦るほど成績が落ちていきます。この場合は、脾を治療しなければ問題は解決しません。気血の生成がうまくいかず、だんだん体力や気力が低下していき、思考能力も落ちていく。このような状態のときには、脾の治療が必要なんです。

①脾気虚証

では、具体的な脾の病理・病証について説明していきましょう。

まずは虚から。脾気虚証です（図7-16）。これは心気虚証で説明したことを思い出してくださいね。気虚は、気の不足から来る機能低下の病態です。脾気虚証の場合のキーワードは、**運化**と**気血生成**、この２つの機能低下が大きな特徴です。

脾気虚証は、病位は脾、病態は気虚となります。出やすい症状としては、**息切れ**と**脈弱**、**倦怠、無力感**、話すのが億劫になる**懶言、自汗**といったものがあります。息切れ、倦怠、無力感、脈弱は気虚の病態情報であり、脾気虚証の場合はこれらとともに脾と関連する病位情報が現れてきます。

脾と関連する病位情報には、食少や食後に起こる**腹部の膨満**がよく出てきます。食後は食べたものがお腹に入っている状態ですが、ここで運化がうまく働いていれば、お腹に食べ物が入った時点から運化が始まり、お腹が張ることはありません。しかし、脾気虚証の場合は運化機能が弱くなっているため、食べるとどんどんお腹に溜まっていってしまい、食後にお腹が張ってしまうことになります。

もう一つ、水液の運化と関係する内容で、脾気虚証になった場合に起こりやすい症状として、**下痢**があります。水液の運化が悪くなったために水が溜まって、便が水っぽくなるということです。

消化不良の場合には、そこに未消化物が混ざることもあります。
　また、脾気が不足すると、脾の役割である気血生成機能が低下することによって、気だけでなく血が不足することにもつながっていきます。これを気血両虚証といいます。脾気虚を放っておくと、血虚や気血両虚にもつながりやすいのです。

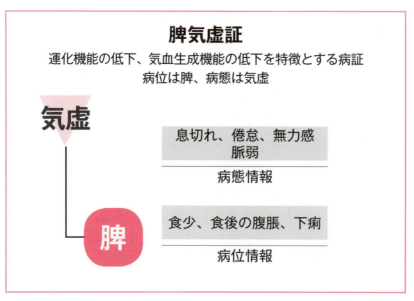

図 7-16

②脾陽虚証

　脾陽虚証は、脾陽の不足によって起こる病証です（図 7-17）。陽の不足ですから温煦機能が低下し、冷えが生じます。虚寒現象が現れるということです。特に脾は腹部に当たるので、ここに冷えが現れます。
　陽虚は気虚をベースに起こりますから、症状としては**息切れ**や**倦怠**、**無力感**、**脈弱**、病位情報は**腹張**、**食欲不振**などです。腹脹

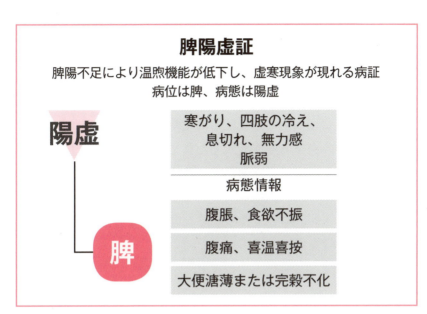

図 7-17

や食欲不振は、脾の運化が低下することによって起こる症状です。
　他に脾陽虚証の特徴としては、**喜温**、**喜按**が挙げられます。喜温は温めることを喜ぶ、喜按は押さえるのを喜ぶという意味で、**温めたり、押されたりすると腹痛が楽になる**ということです。温めると楽になるのは身体が冷えているため、押されて楽になるのは、虚だからです。食べすぎてお腹が苦しい場合は押されると苦しくなりますが、これは実の特徴となります。**喜温と喜按が同時にあるという人は虚寒状態にあるということで、すなわち陽虚**だということがわかります。
　さらに症状として、**泥状の便**というものもありますよ。中医学ではこれを**大便溏薄**(とうはく)といいます。なぜ脾陽虚で泥状便になるのか、砂遊びをイメージしてください。砂にたっぷりの水をかけると、ドロドロになりますよね。水をかければかけるほど、砂はべちゃ

っとなり積もらなくなります。これと同じように、泥状になって形状をなさなくなった便が、**大便溏薄**です。つまり、水液の運化ができなくなり、水分が便のほうにかなり流れてしまうことでこうなってしまうというわけです。

　もう一つ、完穀不化。これは**未消化便**のことです。前夜に食べたものが、その形をある程度残したまま便に出てきている状態です。気虚により陽虚にまで進んでいる場合は、この未消化便もよく診られます。

　このように、問診などで便の状態を聞くことで、証を立てる手がかりを得ることができます。

③中気下陥証

　次は中気下陥証ですが、その前に一つおさらいしましょう。気の病態の項で述べましたが、気陥というのは気虚をベースにして、下向きのベクトルの病態である下垂が現れるものでした（p.124）。気陥は、気虚の症状も伴っているんでしたよね。

　さて、中気下陥証は、**脾気が下に下がる**という病証です。脾気虚をベースにして、昇清機能の低下による内臓下垂を主とした病証が中気下陥証となります（図7-18）。もちろん、脾の病位情報である**下痢や食後の腹脹、食欲不振**などもあります。

　ここで寒熱弁証をしてみましょう。中気下陥証の場合、冷えの症状と熱の症状のどちらがあるのでしょうか。答えは、寒証も熱証もどちらもない、平となります。表証か裏証かも考えてみましょう。表証だとすると、悪寒、悪風、発熱、浮脈といった風邪の初期症状に出現する症状を伴いますが、中気下陥証の場合にはこれらはありません。ですから、裏証ということになります。最後に虚実ですが、中気下陥証は脾気虚をベースに起こるものですか

ら、いうまでもなく虚証です。ということは、八綱弁証で表現すると、中気下陥証は裏・虚・平ということになりますね。

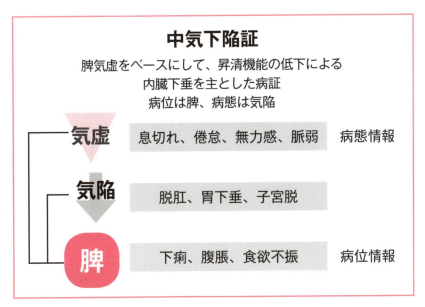

図 7-18

④脾不統血証

　脾の生理現象のなかには出血させないようにする統血機能がありますが、脾の機能が低下して統血が弱まった場合、出血が起こります。このように、脾気虚をベースとして出血が起こっている病証が、脾不統血証です（図7-19）。

　出血は**血便、血尿、崩漏（女性の不正性器出血）**などですが、ここに**息切れや倦怠、無力感、脈弱といった気虚の症状**、さらに**脾の病位情報である食後の腹脹や腹痛**も伴います（ただし、この腹痛は、病態が虚であることから、それほど激しいものではありません）。また、**喜按**もあります。これらがそろえば、脾不統血証と判断できます。治療は、脾経に補法を行いましょう。

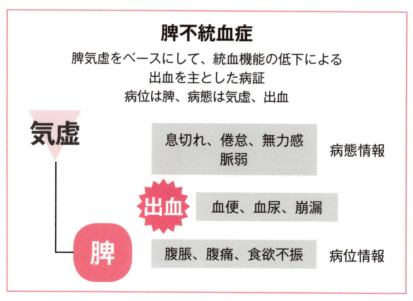

図7-19

⑤脾虚湿困証

脾虚湿困証は、「虚」と「湿」がキーワードになります。湿とは、いらない水のこと。脾は、水穀と水液の運化を行っていますが、この運化機能が低下して津液が停留してしまうと、津液はそこで悪い水分に変わってしまいます。このように**津液が湿となり、脾に停滞して起こる**のが、脾虚湿困証です（図7-20）。

脾虚湿困証は運化機能の低下によって起こりますから、病態としては気虚という面があります。そして、湿の停滞は実なんです。ですから、**脾虚湿困証には虚の面と実の面が混在している**ということになります。こういった病証を、虚実挟雑証といいます。

この場合の病位は脾で、病態は気虚と湿の停滞です。現れ方としては、気虚の病態情報である**息切れ、倦怠、無力感、脈弱**、あ

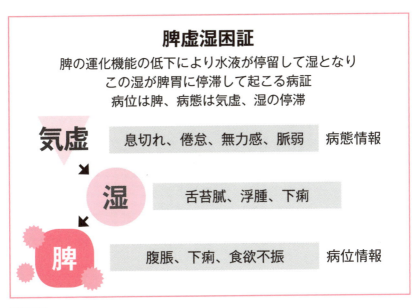

図7-20

るいは**自汗**、**懶言**といったものがある一方で、湿と関係する症状も診られます。ですから、**浮腫**や**下痢**、あるいは下痢まではいっていない**水分の多い軟らかい便**なども現れます。

　それからもう一つ、**膩**(じ)も現れます。これは「ねっとり」という意味。**舌苔膩**、つまり、**舌の苔がねっとり、べったりとくっついているような状態**が特徴となります。水の多いところには苔が生えますが、それと同じように体内に余分な水があればあるほど、舌に苔が生えてきやすくなるのです。

　脾は五臓のなかで最も湿を嫌う臓です。脾が弱くなって湿が停滞すると、湿は脾に悪さをします。するとますます脾の機能は悪くなり、さらに一層湿が溜まりやすくなるというわけです。このようにして脾虚湿困は、悪循環を形成します。

　この悪循環を断ち切るためには、まず余分なものを除去してください。虚実挟雑証の場合の一般的な治療原則は、**まず実をさばいてから虚を補う**という手順になります。ですから、**実の状態である湿困を治療してから、脾虚を治療**するようにしましょう。

⑥脾胃湿熱証

　脾胃湿熱証は、よくお酒を飲む人に診られる病証です。湿熱が脾胃に停滞して起こる病証ですが、実際のところは気虚をベースにして起こる場合が多いです（図7-21）。脾がしっかりしていれば、湿をしっかりさばくことができますが、それができないために湿熱が溜まってしまうことになります。お酒を飲む人に診られがちというのは、**お酒を飲みすぎると脾がだんだん働けなくなってしまう**からです。

　酒ももともとは水穀の精微です。しかし、多量に摂取すると、余分な水、余分な熱として体内に作用するようになります。脾の

働きがしっかりしている人であれば、一升瓶を全部飲んだところで翌日けろっとしている。だいたいの人は1杯が2杯、2杯が3杯、3杯が4杯……まあ、このくらいであればさばけます。ところが、1合が2合にと増えていき、5合ともなると脾は働かなくなります。こうして酒がすぎれば、脾気虚をベースにした湿熱による症状が起こってしまうでしょう。

　脾胃湿熱証の場合は、湿熱が非常に強いために、気虚の症状は基本的には隠れてしまいます。こちらも脾虚湿困証と同じく虚実挟雑証ではありますが、**実証、すなわち湿熱による症状がメインに現れた病証**となります。

　その特徴的な症状としては、**腹部のつかえ**、**膨満感**です。脾と胃の間では、昇降運動が行われています。ここに湿が働くと、湿の粘滞性によって、この昇降が停滞します。それによって、脾胃

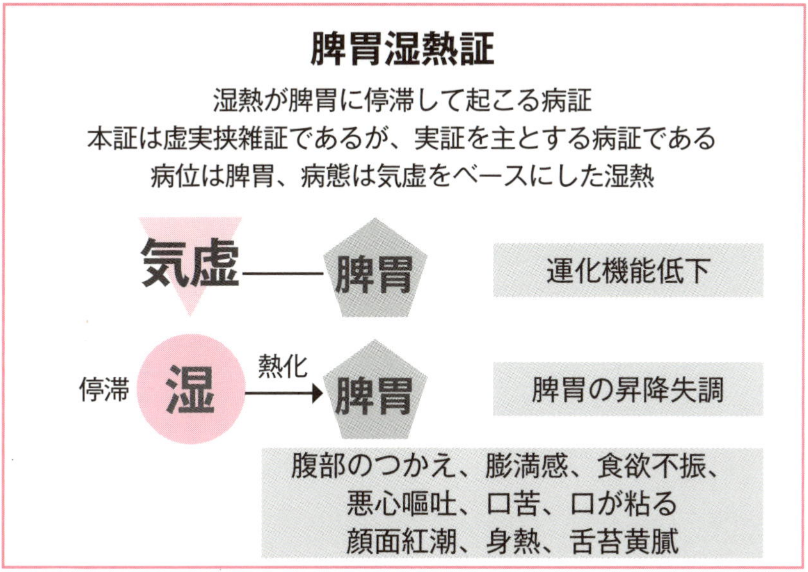

脾胃湿熱証

湿熱が脾胃に停滞して起こる病証
本証は虚実挟雑証であるが、実証を主とする病証である
病位は脾胃、病態は気虚をベースにした湿熱

気虚 ── 脾胃 　運化機能低下

停滞　湿 ─熱化→ 脾胃　脾胃の昇降失調

腹部のつかえ、膨満感、食欲不振、
悪心嘔吐、口苦、口が粘る
顔面紅潮、身熱、舌苔黄膩

図 7-21

は気滞の状態になります。その結果、腹部のつかえや膨満感が起こるということです。また、受納がうまく働かないことによって**食欲不振**が現れたり、胃の降濁がうまくできずに気逆が起こり、**悪心**や**嘔吐**が起こったりもします。

あるいは、熱と関係した症状として、**口苦**や、**口の中が非常に粘る**という症状を伴う場合もあります。湿が絡んでいるので舌苔は膩となります。それも、ただの膩ではなく、黄色い苔がつく、**黄膩**という特徴も診られます。他にも、**顔が赤くなったり、身体が火照ったり**といったこともあります。

また、お酒とは関係なく、脾虚湿困証がなかなか改善せず、熱化して脾胃湿熱証となることもあります。特に、陽盛体質の人や、熱性の食材を好んで食べる人は熱化しやすい特徴があります。

では、脾胃湿熱証と脾虚湿困証の違いについて見てみましょう（図7-22）。比較してみると、共通点としては脾気虚、湿がからむということが挙げられます。相違点については、**脾虚湿困証には熱症状が診られません**。熱と湿による所見が同時に出現するのが、脾胃湿熱証の特徴ということになります。さらに病位が脾胃ですから、脾胃の昇降運動に対して**湿の粘滞性が邪魔をして、腹脹を起こしやすい**ということも共通点となります。

脾胃湿熱証と脾虚湿困証との鑑別

共通点	①病位は脾胃 ②脾気虚と内生の湿がからむ
相違点	脾虚湿困 …… 熱症状が見られない。 脾胃湿熱 …… 熱症状が出現する。
熱と湿	[口苦]と[口膩]が同時に出現。【舌苔黄膩】

図 7-22

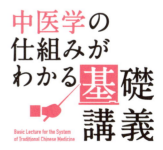

漢方胃腸薬の正体

忘年会シーズンが到来すると、テレビで流れる漢方胃腸薬のCM。鍋をつついて、ジョッキで乾杯。明日も飲み会なのに……そんなときはコレ！というのが、基本パターンだ。

漢方胃腸薬をなめてみるとピリ辛で苦味も感じられる。こうした薬の主な目的は、食べすぎ、飲みすぎによる二日酔い、胃もたれ、腹部膨満感の改善だが、これらを治療するときの薬味が辛と苦なのである。辛は「開き」「動かし」「行らす」という作用があり、苦は「降ろす」「乾かす」作用がある。つまり、これらの作用によって気機の阻滞を解消し、脾胃を活発にするというわけだ。

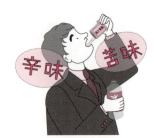

⑦脾陰虚証

脾の最後の病証として、脾陰虚証について説明します。これは脾の機能が弱い人で、**絶えずお腹の症状があり、だんだん痩せてくる**というのが特徴です（図7-23）。

陰虚特有の所見としては五心煩熱、盗汗がありますが、脾陰虚証の場合はそれよりも**お腹の症状がポイント**となります。ですから、**食後の腹脹、食欲不振、大便溏薄**がよく診られる症状です。さらに**四肢の無力感**、それから**虚熱**による**舌質紅**や**脈細数**、舌の苔が剥げるという**剥落苔**といったものも診られます。

脾陰虚証

脾気虚弱に鬱熱を伴い、陰虚による症状が出現した病証
病位は脾、病態は陰虚

陰虚：口唇の乾燥、水を飲んでも口渇は改善しない、舌質紅、剥落苔、脈細数
病態情報

脾：食欲不振、食後腹脹、消痩、大便溏薄
病位情報

図 7-23

　以上が、脾の主な病証です。診察の際には、特に食後の腹部の膨満感を確認してください。食後に腹部が張ったような状態になるか、お腹がゴロゴロ鳴るかどうか。さらに、食欲や大便、内臓下垂、肌肉の状態、四肢の状態などを確認していきます。これらはすべて、脾胃系統と関係する項目です。

 ## 肺の病理・病証

　次は肺の病証を見ていきますよ（図 7-24）。
　肺は気を主る臓であり、呼吸や宣発・粛降、通調水道、百脈を朝めるなどが生理機能と関係したキーワードでした。他にも皮毛、鼻、涕や、憂・悲といった情志の変動にもかかわりを持っていましたね。

肺が病めば当然、主気や呼吸に障害が現れます。すると、まずは肺失宣降となります。宣発と粛降をくっつけて略して「宣降」。これが失調すると、呼吸異常や咳嗽、喘息といった呼吸器と関係する症状が現れるようになります。これはイメージしやすいですよね。

　また、肺は胸部にあるので、宗気と密接な関係があります。宗気が不足すれば**息切れ**、**懶言**、**呼吸無力**といった症状が現れやすくなります。さらに、声にも影響が出てきて、声の張りやつや、伸びも弱くなりますよ。

　肺の生理機能である通調水道にも悪影響が出ます。宣発と粛降の協働作用が水の代謝に関与していますが、これを通調水道といいました。この機能に問題があるとどうなるかというと、**浮腫**や**尿量の減少**、**痰飲**といったことが起こってきます。

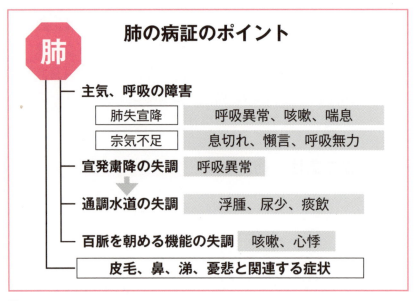

図 7-24

肺の生理機能にはもう一つ、「百脈を朝める」というものがありました。ということは肺失宣降になると血行障害と関連して、動悸といった症状も現れやすくなります。

　これらが、肺に関連する症状となります。では、肺の代表的な病証を具体的に見ていきましょう。

①**肺気虚証**

　肺気虚証は八綱弁証で診ると、表裏では裏、虚実では虚、寒熱で診れば平となります（図 7-25）。

　病位は肺、病態は気虚ということになりますから、病態情報として、まずは気虚に共通して出現しやすい症状・所見をチェックしましょう。**息切れ、脈弱、倦怠、無力感**などですね。病位情報はまず**宗気不足**と、呼吸機能の低下としての**咳嗽・喘息**です。こ

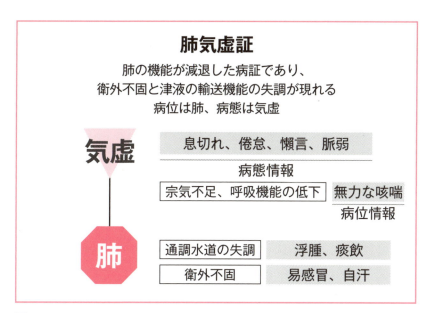

図 7-25

れは宗気不足に伴っていますから、弱々しい咳嗽や喘息、無力な咳喘となっているのが特徴です。

　また、通調水道のほうに影響が及んだ場合には、前述の通り、**浮腫**や**痰飲**などが現れてきます。

　肺は水の上源ですから、水は主に下のベクトルで動いていきます。これを行う機能が通調水道というわけです。ということは、通調水道が悪くなれば、その下のベクトルへ向けた水はけが悪くなり、体内に溜まっていくことになります。その一部が、浮腫として現れるんですね。この浮腫はどこに現れやすいかわかりますか？　肺は身体の上のほうにありますから、主に顔面部です。

　ところで、ここでいう「水」とは津液のことを指していますが、うまく通調水道が行われないと、津液が肺に停滞して湿に変わり、やがて痰になります。痰飲の発生のメカニズムはこのようになっています。

　もう一つ、肺気虚証の特徴として衛外不固があります。肺の宣発機能には衛気を体表に送る役割もあります。ということは宣発機能が不調になれば体表衛気も弱まり、外邪を受けやすくなり風邪をひきます。また、衛気は汗腺の調節も行っています。気虚のために固摂機能が弱くなり汗腺がうまく閉まらなくなると、汗が漏れやすくなり、自汗が現れてきます。少し動くだけで、**汗をかきやすくなる**のも、肺気虚の特徴です。

②肺陰虚証

　次は肺陰虚証ですが、いうまでもなく病位が肺、病態が陰虚です（図 7-26）。

　肺の陰液が損傷、不足して虚熱が内生し、清粛作用に影響が出ます。清粛作用は、汚いもの、特に器官や鼻に溜まりやすいホコ

リやチリを取り除く、肺の働きです。

さて、病態は陰虚ですから、症状としては陰虚に共通して出やすいものということになります。例えば**五心煩熱、舌質紅、舌苔少、脈細数**などが代表的です。病位は肺なので、これに関連する病位情報としては、**咳**が挙げられます。咳といっても、陰液が不足して潤す作用が弱くなっているため、乾いた咳であることが特徴です。もちろん咽頭も乾いてきます。

また、乾いてくるということは、**脆くなる**ということにもつながります。木の枝だって乾いて水分がなければパキパキと簡単に折れますよね。それと同様に、身体も水分が少なくなれば脆くなるんです。どういうことかというと、陰液が不足して肺が乾いてくるうえに咳をすると、肺絡（肺の細い血管）を損傷しやすくなります。すると、出血が起こりますね。軽いものでは**痰に血が混**

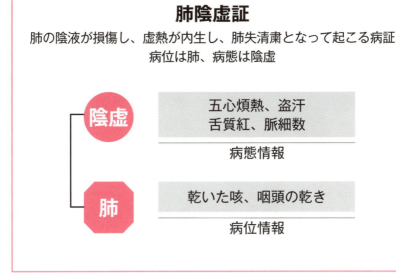

図 7-26

じります。もっとひどくなれば、咳をして血を吐く、喀血が起こります。

さらに、肺は発声とも関係していますから、乾いてくると声がかすれるという症状を伴う患者さんもいます。

③風寒犯肺証

　風寒の邪が肺に影響することによって、主に肺の宣発機能が失調して起こる病証が風寒犯肺証です（図7-27）。八綱弁証では、外邪は健康には不要な、余計なものですから虚実でいえば実、寒熱でいえば風寒の邪ですから寒となります。病因も風寒の邪、病位は肺、病態は外邪関係のものになります。

　それにしても、風寒がなぜ肺の宣発機能に影響するのでしょうか。

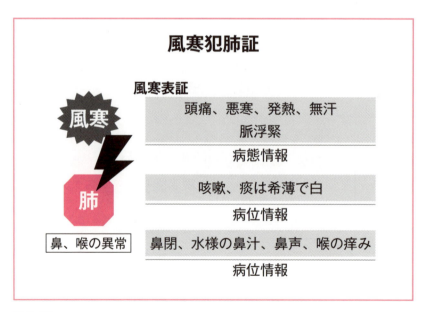

図7-27

寒には、収引性と凝滞性がありましたよね。このうちの収引性は、内に向かうベクトルとして働きます。一方、宣発は外に向かっていきます。ということは、**内と外、それぞれのベクトルが拮抗して、宣発の邪魔になってしまう**のです。

　加えて、宣発と粛降はともに協調関係にありますから、一方が悪くなれば、もう一方もほぼ同時に悪くなる。ということは、先述した肺失宣降の症状も現れます。

　風寒の邪が肺に影響したときの病位情報のポイントは、まず咳や痰となります。肺は水の上源ですから、水のさばきが悪くなると痰を形成していきます。ただ、この痰は寒邪が関係しているため、一般的には水っぽく（稀薄といいます）、色は白となるのが特徴です。熱が加わってくると粘りのある黄色になりますが、**平証および寒証の場合には、水様で色は白**というのが特徴となります。

　さらに、肺と関連する鼻や喉に影響が及んだ場合は、**鼻閉、鼻汁、鼻声、喉の痒み**といった症状が出てきます。ただ、この鼻汁は先ほどの痰と同じように、寒証ですから水っぽい鼻汁となります。

「風寒表証とは」

　風寒犯肺証を考えるうえで押さえておきたい病証として、風寒表証がある。これは、風邪を引いて風寒の邪が体表にある状態、つまりどの臓腑にも影響しておらず表にある状態。表証の特徴は、悪寒、発熱、そして脈が浮くということ。これらの症状がそろっている場合には、表証といえる。風寒表証とは風邪のひきはじめと考えてOKだ。

　風寒表証には臓腑と関連した病位情報がなく、体表の悪寒、発熱だけがある状態だが、風邪はやがて、しばらくすると鼻水が出たり、咳が出たり、喉の症状が出たりする。このような症状が出てくると、病位が肺となった、つまり風寒犯肺証といえる状態になる（ただし、悪寒や発熱、浮脈がまだ残っていたとすると、病位は表と肺の両方ということになる）。

　病位が表と肺の両方にあるということは、表裏同病ということになるが、これはそのまま留まってはいない。外に抜けるか中に入るかどちらかとなる。外に抜ければ治るが、入ってしまうと表の症状はなくなり、裏の症状だけになる。

　風寒犯肺証と風寒表証とは、病因が風寒の邪であるということが共通点だが、病位に違いが現れる。風寒犯肺証の場合は肺を侵されているので、ポイントは咳嗽や痰となる。風寒表証の場合は、主症は悪寒や発熱となる。

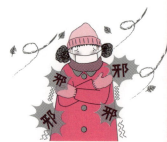

④風熱犯肺証

　風熱犯肺証は風熱が肺に影響したもので、主に**肺の粛降機能が失調して起こる病証**です（図7-28）。前項で、熱の炎上性と肺の粛降は拮抗するということを述べました。ですから、熱邪の場合は粛降に悪影響を及ぼしやすいわけです。

　風熱犯肺証の病因は**風熱の邪**、病位は**肺**、病態は**実熱**です。そして、風寒表証と同じように、風熱表証があります。熱邪が関係しており、虚実でいえば実、寒熱では**熱**となります。

　熱邪による風邪の初期において、症状は風熱表証として現れます。その症状は悪寒ではなく、悪風です。どんな症状だと思いますか？　風邪をひいて**ちょっとしたすきま風に当たるのもつらい**、という状態になった経験はないでしょうか。あれが悪風と呼ばれるものです。それから発熱が診られます。熱性ですから**高熱**

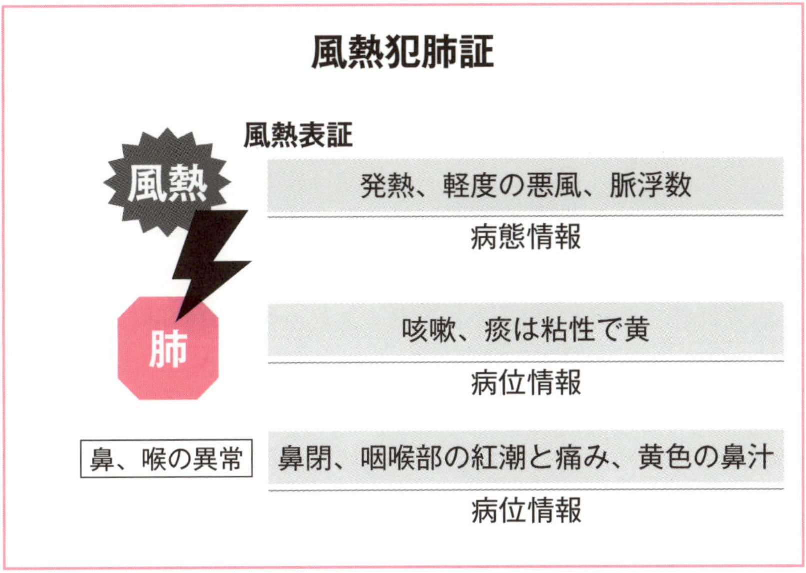

風熱犯肺証

風熱表証
発熱、軽度の悪風、脈浮数
病態情報

咳嗽、痰は粘性で黄
病位情報

鼻、喉の異常　鼻閉、咽喉部の紅潮と痛み、黄色の鼻汁
病位情報

図7-28

になります。脈は表証なので**浮脈**となりますが、熱性のために**脈拍は速くなります**。これらが風熱表証の特徴です。この段階では、肺の症状がまだ出ていないことがわかります。

　ところが、しばらくすると咳が出るようになってきます。この場合は強い発作性の咳です。病位は肺。ここに至って、風熱犯肺証となるのです。風熱犯肺証は熱証ですから、痰の特徴は**粘性で黄色**となります。また、鼻や喉にも影響して症状が出てきます。鼻づまりが起こったり、咽喉部の紅潮、あるいは**鼻水が黄色**くなったりします。

　さて、風寒犯肺証と風熱犯肺証との鑑別のポイントは**寒熱弁証**です。痰の状態、鼻水の状態を観察し、寒熱いずれかを診るといいでしょう。熱証の場合のキーワードは「赤」「黄色」「粘りがある」「速い」などです。風邪をひいて顔が赤い、または鼻水が粘っこく黄色いといった症状があれば、熱証の可能性が大ということになります。

⑤痰湿阻肺証

　痰湿阻肺証の「阻」とは、字の通り「阻む」ことです。**痰湿が肺に阻滞し、肺の動きを悪くしている**。つまり、**痰湿によって肺失宣降となって起こる病証**ということです（図7-29）。

　病位は肺、病態は**痰湿による実**。これは**痰が直接肺にからんでいる状態**で、表証はありません。何らかの原因で、体内で発生した痰が肺に悪さをしている病証です。

　痰湿阻肺証に診られる症状、所見は、肺の症状以外に特に痰湿が関係していることがポイントとなります。**痰は多く、白い**というのが特徴で、粘性の場合もあれば水様性の場合もあります（長期化すると、粘性を帯びてきます）。また、舌苔は白膩です。膩

とは、「ねっとりした苔」という意味でしたね。また、痰湿はもともと水です。水の流れというのは滑らかですから、脈もまた滑らかだと考えられています。つまり、滑脈が現れやすいという特徴もあります。

　痰湿阻肺証は痰が肺に詰まっているわけですから、病位情報として代表的なものは咳嗽です。ただし、痰が出ると肺の詰まりが少し軽くなるので、その分、咳嗽は軽減します。ちなみに痰湿阻肺による咳嗽や気管支炎は、**喫煙歴の長い人**に多いので覚えておいてください。

　さて、痰湿が生まれる原因は何なのでしょうか。これには、大きく2つのパターンがあります。

　一つめは、脾が関係するパターンです。「貯痰の器」は肺ですが、それに対して「生痰の源」と呼ばれる臓腑が脾なのです。ということは、痰湿が現れるときには、貯痰の器である肺か、生痰の源である脾のいずれかに原因があることが考えられます。痰湿阻肺証には、**脾に原因があって痰が生じ、その痰が貯痰の器の肺にからむ**というパターンがあるということです。このパターンで生じた呼吸器系の疾患を治療するには、肺の調節や痰の除去だけでなく脾の治療もしないといけません。

　2つめは、肺の通調水道が悪くなったパターンです。何らかの原因で肺が悪くなり、通調水道が悪くなると、津液が肺のなかで停滞してうまく輸送できなくなります。すると、これが病理産物の湿に変わったり、さらに凝集して痰に変化したりすることがあるんです。このパターンでは脾はからんでおらず、あくまで肺だけの問題です。

　一つめの脾が関係しているパターンでは、脾失健運の可能性があります。これは、**脾の健康な運化機能が失われている状態**を指

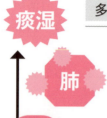

図 7-29

します。この場合は、肺を治療して痰を除去すると確かに喉はよくなり、痰の量も減りますが、脾気虚の症状が残ります。脾の問題によって水湿の運化がうまくできていないわけですから、これを治療しておかなければ、また水湿が痰湿に変わってしまいます。**もし肺を治療してみてよくなっても再発作を起こしている患者さんがいた場合には、脾気虚を見落としていないか確かめる必要が**あるでしょう。また、脾気虚は胃のつかえ、**食欲不振、泥状便、腹痛**といった症状が診られます。これらの症状の有無の確認も忘れずに行っておきましょう。特に、腹痛や腹脹は食後に起こるという特徴があるので、覚えておいてください。

　以上が肺の主な病証です。肺病証を診察する際には、咳、呼吸、喘息、また痰や鼻の症状、喉の症状などがポイントとなります。さらに、もう一つ、胸痛や胸悶もポイントになるでしょう。**胸が**

重苦しい、詰まった感じがするというのが、胸悶です。この胸の症状が診られた場合、肺か心か、いずれかに問題がある可能性が大です。さらに肺か心か病位を絞り込むために、他にも肺の情報があるかどうかをよく確認してみてください。

 ## 腎の病理・病証

五臓の病証の最後は、腎です。腎の生理のポイントは、蔵精、主水、納気でした（図7-30）。また、腎と関連するキーワードとしては、耳、歯、髪、腰といったものがありました。

まず、蔵精とはどんな機能だったか思い出してみましょう。成長や発育、生殖機能、脳の状態や骨の状態といったものは、精によって決まっていました。**精が不足すると、成長・発育の面にお**

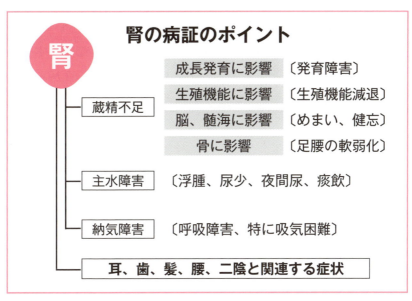

図 7-30

いて障害が現れたり、生殖機能が減退したり、脳や髄海に影響してめまいや健忘が現れたり、骨に影響すれば足腰の軟弱化、あるいは骨密度の低下といったことが起こります。腎は精を貯蔵することで、こうした症状を防ぎます。

　主水は、全身の水の代謝を主るということです。この主水機能に障害が起こると、水の代謝異常になるので、**浮腫や排尿異常**といった症状が診られるようになります。

　納気は、呼吸と関係しています。息を深く吸い込むというのが納気の働きですが、これは肺の主っている呼吸を、なかでも吸気のほうをバックアップします。ですから納気障害が起こると、**呼吸障害が起こりますが、特に吸気困難が起こりやすくなります。**

　さらに、耳や歯、髪や腰、二陰にも影響は現れます。**聴覚に問題が起きたり、歯が抜けやすくなったり、髪の色つやがなくなったり、腰がだるくなったり**といったものです。二陰は前陰と後陰を合わせたもので、前陰は外生殖器、後陰は肛門のことでしたね。ですから主に、**尿やお通じの問題**として現れやすくなります。

　これらが、腎の病証に共通する症状です。では、主な病証を一つずつ確認してきましょう。

①腎陰虚証

　まずは腎陰虚証からいきましょう。陰虚は心、肝、脾、肺、すべての臓に出てきましたね。腎陰虚証の場合は、**腎の陰液が不足した病証**です（図7-31）。病位は腎、病態は陰虚、そして虚熱を伴うことが多くなります。

　陰虚に共通して現れやすい症状は、**五心煩熱、盗汗、舌質紅、舌苔少、脈は細数**といったものでした。脈細が出やすい病態は、陰虚の他にもう一つ血虚というものがありますが、**舌質は紅で**

はなく淡となりますので舌診で鑑別しましょう。

　腎と関連する病位情報としては、前項で説明したように、蔵精、主水、納気にまつわる症状や、耳、歯、髪、腰、二陰にかかわるものですが、加えて腰や膝のだるさも腎の病位情報となります。腰や膝のだるさや軟弱化は、腎虚に共通して出現しやすいんです。お年寄りだけでなく、若い人でも起こり得ますよ。診察時に歩行の状態を診ることでわかったりします。

　また、腎は「**作強の官、伎巧これより出ず**」でした。覚えていますか？　細やかな動作や忍耐強さといったものにも関係しています。腎が弱ってくると忍耐強さが低下し、疲れやすくなり、細かな動作がしづらくなってきます。あるいは**滑らかに歩くことができなくなったり、躓きやすくなったりします。**

　このように、陰虚に共通した症状と腎の病位情報の確認が取れれば、これは腎陰虚証だということになります。

　その他にどういった症状が現れる可能性があるかというと、まず精、血、髄などに問題が波及すると、特にめまいや耳鳴りといった症状が加わってきやすくなります。生殖機能に影響すれば、**男性ですと精液が漏れやすくなったり、早泄（早漏）になったり、女性なら不妊症や流産・早産をしやすくなるといった問題が出てきます。**

　精は陰液の一つですから、精の不足は陰の不足を招きやすくなり、また精が不足すると気虚を引き起こす可能性も出てきます。さらに気虚が進行すれば、寒象、すなわち冷えの症状が現れて陽虚に変わります。その結果、**陽虚をベースにした**腎気不固証、腎不納気証が起こることもあります。

　最後に腎陰虚証を八綱で表現してみましょう。病位は腎、表裏弁証では裏、虚実弁証では虚、寒熱弁証では、虚熱が生じますか

第7章　代表的な病証29選

ら熱ということになります。つまり、**裏虚熱証**です。

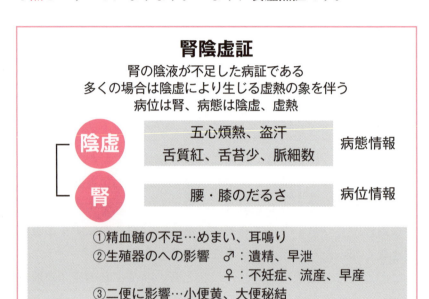

図 7-31

②腎陽虚証

腎陽虚証は、**腎陽不足により特に温煦機能、気化機能、生殖機能が低下する病証**です（図 7-32）。温煦機能が低下すると**冷え**が現れ、気化機能が低下すると主に**泌尿器系の症状**が出やすくなります。生殖機能が低下すると、**不妊**と関係してきます。加えて、陽虚ですから**虚寒現象**も現れます。

陽虚の病態情報は、気虚の病態情報プラス、冷えの症状でした。さらに腎の病位情報としては、**腰がポイント**になります。陽虚ですからただのだるさや痛みだけではなく、**虚寒と関係した腰の冷え**が加わってくるんです。

腎陽虚証の弁証のポイント（図 7-33）としては、腎の主水機

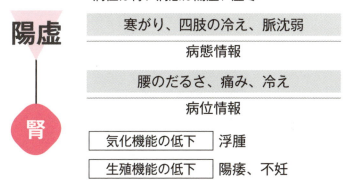

図 7-32

　能です。陽虚の場合は、気化機能が低下して水をうまく気化できず、溢れるということが起こります。すると浮腫が現れてきます。これを水泛といいます。**浮腫があり、腎虚による症状があり、陽虚症状があれば、これは腎陽虚、陽虚水泛**と判断してください。

　また陽虚の場合は、心と腎の機能が同時に減退し、陽虚による虚寒現象が現れているものもあります。病位は心と腎で、病態は陽虚の心腎陽虚証です。陽虚が出現しやすい臓は心と脾と腎の3つなんですが、陽気の根源は腎にあります。ということは、脾に陽虚が影響する脾腎陽虚証になりますよ。

　脾腎陽虚証では、脾と腎の機能減退に加えて、陽虚水泛が診られます。脾虚による症状、腎虚による症状、虚寒証と水泛による症状が診られるということです。特に脾虚による症状では、消化と関係した症状が現れやすくなります。

> **腎陽虚証の関連病証**（弁証ポイント）
>
> | 陽虚水泛証 | （主水機能の低下＋虚寒象）
> ①浮腫がある
> ②腎虚による症状がある
> ③陽虚による症状がある
>
> | 心腎陽虚証 | （心腎の機能の減退＋虚寒象）
> ①心病証に共通する症状がある
> ②腎虚水泛による症状がある
> ③陽虚による症状がある
>
> | 脾腎陽虚証 | （脾腎の機能減退＋陽虚水泛象）
> ①脾虚による症状がある
> ②腎虚による症状がある
> ③虚寒象と水泛による症状がある

図 7-33

③腎精不足証

　腎精不足証は、主として発育と生殖機能に影響が及びます。あるいは、**老化が起こる**病証でもあります。病位は腎、病態は**精虚**ということになります（図 7-34）。

　腎精不足証に診られる症状としては、まずは腎虚に共通した腎の病位情報として、腰の問題や耳鳴り、難聴といった問題が現れます。それから、**尺の脈が弱くなる**という特徴もあります。まったく拍動を感じないくらい弱くなっているなんて患者さんもいます。

　腎精不足のために発育に影響が現れると、**発育が遅くなったり、骨格が軟弱になったりします**。生殖機能に現れた場合には**不妊**や**性欲減退**、あるいは**閉経**といった症状が診られるでしょう。

　また腎精の不足ですから、老化は早まり、そして難聴や脱毛、

歯の動揺、あるいは健忘や認知症といった症状も現れてきます。老化現象は腎精の不足と密接にかかわりを持っています。なかには、腎精不足のために40代で老化現象が始まる人もいるほどです。

　人間は理論上120歳ぐらいまで生きることができるといわれたりしますが、現実的には長くて100歳前後。ということは、どこかで命を削っているんですよね。日本の平均寿命は延び続けており、100歳を超える高齢者もどんどん増えていくでしょう。そんな超高齢社会では、なるべく精を浪費しない生活、つまり養生が非常に大切になってくるはずですね。

図7-34

④腎不納気証

　腎不納気証の基本病理は、気虚です。腎気虚のために納気が弱

くなり、**喘息や息切れ、呼吸困難といった症状が出現**します（図7-35）。

病位は腎、病態は気虚をベースとしていますから息切れや懶言といった気虚の病態情報があります。納気機能が低下しているので、気虚と関係する息切れも動くともっとひどくなったり、呼多吸少になったりします。吐くのは楽でもうまく吸えないんです。吸気は腎の納気と関係していますから、吸気困難が起こるというわけです。

もし、腎気虚をベースとして喘息を起こしていた患者さんが、さらに悪化して**寒がりを訴えだし、四肢や腰も冷えてきたとなると、これは陽虚になったことを示しています**。つまり、腎陽虚による腎不納気証ということになります。冷え症状が出てきたから、陽虚ですよ。素直に考えてもらってOKです。

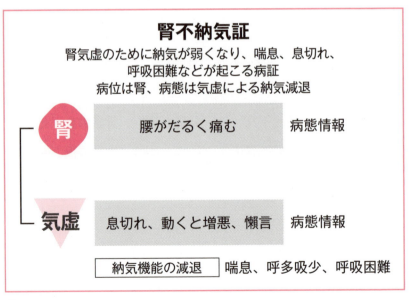

図7-35

⑤腎気不固証

腎気不固証も、腎不納気証と同じく腎気虚をベースとしています。この病証では**封蔵機能、固摂機能が弱ります**（図7-36）。すると、漏れ現象が現れてくるんです。本来は勝手に出入りができないようになっていた精が、固摂機能の低下により漏れていってしまうのです。これを精関不固といいます。あるいは、**膀胱の締まりが悪くなる**場合もあります。

先ほど、封蔵という言葉を使いましたが、これは特に精にまつわる言葉です。「精を封蔵する」というわけですね。汗や尿といった場合には、固摂という言葉を使います。封蔵という言葉を使うときは精、ということは腎関係に限って使いますよ。

腎気不固証は、病位は腎で、病態は気虚ベースの固摂減退、すなわち漏れ現象です。**病位情報としては、腎に共通する腰がだる**

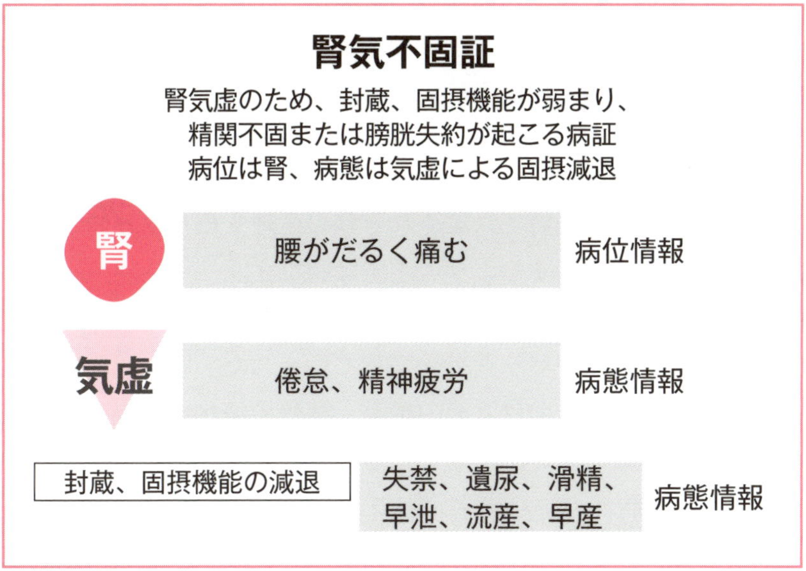

腎気不固証

腎気虚のため、封蔵、固摂機能が弱まり、
精関不固または膀胱失約が起こる病証
病位は腎、病態は気虚による固摂減退

腎	腰がだるく痛む	病位情報
気虚	倦怠、精神疲労	病態情報
封蔵、固摂機能の減退	失禁、遺尿、滑精、早泄、流産、早産	病態情報

図7-36

くて痛むといったものとなります。それにプラスして気虚の情報、また漏れ現象が診られるというわけです。具体的には**失禁**、**遺尿**、**滑精**、**早泄**、**流産**、**早産**などです。

　腎不納気証と腎気不固証の共通点は、病位が腎で、気虚がベースだということです。これを**鑑別するには、腎不納気証は**納気**の問題、腎気不固証は**固摂**の問題だということに着目してください。**納気の面に現れるか、固摂の面に現れるかで、病証の呼び方が変わるというわけです。

　最後に、腎の診察のポイントをまとめておきます。

　足腰の問題、耳の問題、それから尿、浮腫、健忘、髪の毛の状態、めまい、歯、性機能、発育の10項目が中心となります。特に足腰の問題を優先的に診るようにしましょう。この10項目のうち、2〜3項目が当てはまれば、腎に何か問題があることが推察され、4〜5項目になると確実に腎の病証だと判断ができます。

 六腑の病理・病証

①胆の病理・病証

　最後に、五臓に続いて六腑それぞれの生理を振り返りつつ、病理・病証を見ていきましょう。まずは胆です。

　胆の生理機能は、胆汁の貯蔵と排泄でした。そして、この働きを、肝の疏泄機能がバックアップしていました。肝の疏泄機能が胆汁の貯蔵と排泄を助け、その結果、脾胃の消化・吸収が助けられるという流れを思い出してください。

　では、この胆汁の排泄異常が起こると、どうなるのでしょうか。**胆汁上逆**、つまり、胆汁が上に突き上がってくると、**消化液を嘔吐**したり、あるいは**口苦**といった症状が現れたりします。**胆汁**

外溢といって胆汁が外に漏れ出すと、**黄疸**が出てきます。

また、胆汁の貯蔵と排泄をコントロールする肝の疏泄機能が悪くなった病態を、肝鬱といいます。肝鬱が起こるとどうなるかというと、**胸脇部の脹痛**といった症状が現れてきます。脾胃の消化吸収に影響が及べば、**食欲不振**や**腹脹**、あるいは**大便溏薄（下痢）**といった症状が起こりやすくなってきます。

胆の働きには「**決断や勇気を主る**」という精神作用もありましたよね。肝が謀慮を主り、胆は決断を主る、というものでした。いろいろな計画を立てる、企画をするというのが謀慮です。したがって、肝の機能が正常に働いている場合には、よい企画を立てられたり、きちんと物事を計画立てたりすることができます。それをどう実行するか、もしくは実行しないのか、決断するのが胆です。では、この肝と胆の協調関係が崩れるとどうなるでしょうか。

肝が悪いとそもそもよい計画や企画は立ち上がりませんから、胆はたやすくボツという決断を下すことができます。しかし、もし肝が正常で胆に問題があると、その決断を誤ってしまうことがあります。胆が弱る胆気虚となると、**決断力が低下し、葛藤が起こったり、ビクビクしたりということが起こってきます**。そして、こうしたタイプの人が患いやすいのが、**不眠症**です。最近は特にこういうタイプの患者さんが増えているといえますね。

②胃の病理・病証

六腑のなかで最も重要な「後天の本」の一つが、胃でしたね。胃の働きは、受納と腐熟です。受納は食欲と関係し、腐熟は初歩的な消化の働きのことを指します。胃は脾と協調して「後天の本」といわれており、胃が受納し腐熟したものをさらに脾が運化、す

なわち消化・吸収をしています。

さて、胃が弱くなれば（胃虚）受納が弱くなり、**食欲が落ちます**。初歩的な消化もできなくなる、**消化不良**となります。

一方で、胃に熱がこもっている場合（胃熱）には食欲は亢進するんですが、胃腸の熱は胃腸の津液を損傷し、その結果、便が固くなって**便秘**を起こします。さらに、胃熱によって腐熟が亢進すると、消化が速くなり、あっという間にお腹のなかが空っぽになります。食欲は亢進しているわけですから、こうなると**食べても食べてもお腹がすく**ということになります。このような症状を消穀善飢といいます。

消穀善飢になると、**下痢**をする人もいます。**胃が強くて、脾が弱い**、これを胃強脾弱といいますが、この場合は便秘が起こりません。ただ胃熱の働きで食欲は非常に旺盛という状態です。でも、脾が弱いということは、すなわち運化が悪いということになります。すると、よく食べても下痢をしてしまうことになるわけです。本来、食べたものは運化の働きによって気・血・津液・精となりますが、脾が弱ければ吸収が悪く、下痢をしてしまうんです。

また、六腑の生理的な特徴として、通と降がありました。うまく通じていて、食べた物が降りていくのが、正常な状態だということです。通・降が悪くなると、詰まったり、上に突き上がったりということが起こります。**嘔吐**や**呑酸（胸焼け）**、**口臭**といった症状の他に、ゲップも出やすくなります。ゲップは**噯気**、または噫気と2通りの書き方があります。

③小腸の病理・病証

小腸は、受盛の官と呼ばれています。特にポイントとなるのが、清濁の泌別でした。身体に有用な清と、不要な濁とを分け、清は

脾で処理され、濁のほうはさらに下に送られていきます。濁のうち、大腸に送られた固形物は大便として排泄され、腎・膀胱に送られた水分は小便として排泄されます。

この清濁の泌別、すなわち分別が悪くなると、**清の部分までも排泄されてしまうことがあります**。このように適切に清濁を分けられなくなってしまうことを、清濁不分といいます。

さて、小腸の病理には、大きく分けると虚のものと実のものとがあります。

実のものとしては、まず小腸実熱。小腸で分別された水分の部分が、熱の作用によって量が減り、色が濃くなるということが起こります。これを**小便短赤**といいますが、**尿量が減り、色が赤くなる**（血尿ではなく、色が濃くなるということを示します）ということを表しています。さらに、排尿時などに**尿道に熱感や痛みを伴う**こともあります。

虚のほうについては、小腸虚寒があります。この場合には、消化不良が起こります。清濁不分となっているため、**未消化便**などが診られるようになります。食べたものがしっかり消化されずにそのまま便に出てくるということです。

④大腸の病理・病証

大腸は、糟粕の伝化を主る腑です。消化吸収のなかで、最終的に余分な水分を再吸収して、固形物の部分を大便として排泄するのが大腸の働きでしたね。この大腸の伝導機能は、肺の粛降機能のバックアップも受けています。さらに、腎は二便を主るということで、腎の気化機能によっても、大便の状態が決定されています。あるいは排便という行為も、腎の気化機能によって決定されています。

大腸の病理としては、主に２つを紹介します。まずは、**大腸に熱がこもっている場合**。ただし、熱だけではなく、余分な水分と熱が絡み合って大腸にある場合です（大腸湿熱）。これは、どうなるでしょうか。まず、水分があるわけですから**下痢**が起こりますね。また、熱が関係した症状として、粘りや赤・黄色、臭いといった要素が絡んできます。ですから、尿や大便や汗、または鼻水なども、色や臭いを伴ってきます。**赤、黄色、粘りがある、臭いが強いといった状態のときには、大腸に熱がこもっている**ことを示しています。下痢でも、水様でほとんど臭わなければ熱はからんでいませんが、すごく臭いが強い場合は、熱がからんでいることになります。

　もう一つの大腸の病理は、大腸液虧（えきき）です。「虧」とは、虚のことを指します。ですから、「液が不足している」ということ、すなわち**大腸の津液が不足している**というわけです。この病理は、腸壁の滑りが悪くなり、詰まりやすくなっています。すなわち、**便秘**を起こしやすくなっているということですね。

⑤膀胱の病理・病証

　膀胱の機能は、貯尿と排尿でした。そして、これを決定しているのは、腎の気化機能です。また、膀胱の固摂のことを、約束機能と呼んでいます。固摂、すなわち膀胱の約束がうまく働いていれば、尿は漏れずに貯尿することができます。そして、ある一定の量が貯まれば、気化機能が働いて排尿をすることができます。

　では、膀胱の気化機能が悪くなるとどうなるかというと、もちろん排尿に異常が生じてきます。つまり**頻尿、遺尿、尿失禁、あるいは排尿困難**です。排尿困難のことを東洋医学では、癃閉といいます。普通、おしっこはシャーッと出ますよね。これに対して

「癃」は出が悪く、点滴状にポタポタと出ることをいいます。閉とは尿閉となり、まったく出なくなることを指します。

年を取ると、腎の機能が衰えてきて、腎虚になりやすくなります。すると、膀胱の気化機能に影響が及んで、尿に関するさまざまな症状が現れやすくなります。加えて、腎は二便を主るわけですから、大便のほうにも問題が現れてきます。

⑥三焦の病理・病証

三焦は水液運行の通路、すなわち「水道」といわれています。水の代謝を上から考えると、上焦の肺、中焦の脾、下焦の腎、この3つの臓が協調しています。肺は水の上源で、水の行りを主る。脾は水液の運化。そして腎は全身の水の代謝、主水機能というものがありました。加えて、腎は膀胱の気化機能を決定して、膀胱の貯尿と排尿をコントロールしています。その他にも大腸、小腸、膀胱、そして通路としての三焦、これらがすべて一定の協調関係を保ちながら、体内の水をさばいています。

体内の水の通路として三焦があるわけですが、これが悪くなると、**水の行り自体が悪くなります**。上のほうでも、真ん中でも、下のほうでもどこで通りが悪くなっても、水は溜まってしまいます。停滞してしまうわけです。その結果、尿の出が悪くなる。ちゃんと下まで降りて尿として排泄されなくなるわけですから、小便不利という症状が出てきます。あるいは、**浮腫**も現れます。

六腑病証の治療ポイント

　ここまで腑の働きと病理を見てきましたが、最後にまとめておきましょう。

　胃・胆・小腸が、主に消化と関係するものでした。そして、小腸・大腸が精微と水分の吸収を行い、大腸・膀胱が大小便の排泄にかかわっています。そして三焦は、水の代謝だけでなく、消化・吸収・排泄の過程にもかかわっています。

　ポイントは、**六腑がすべて管となってつながっている**ことです。胃の腐熟、胆汁の貯蔵・排泄はつながっています。また、小腸の清濁の泌別のあとは、脾の昇清によって、上へ昇っていきます。胃の降濁によって大腸に送られてきたものは、大腸の伝導機能によって便として排泄され、あるいは余分な水分は膀胱に貯尿され、一定量貯まると膀胱から排泄されます。そしてこれらは、三焦を通路としています。こうして、一連のつながりをもって、臓腑は働いているわけです。この一連のつながりを、よく頭に入れておいてください。

　六腑に異常が生じた場合、どのように治療したらよいでしょうか。これには重要なツボがあるんです。六腑の調節に優れている要穴が、募穴と下合穴です。これらを2穴一緒に用います。

　例えば胆石症の患者さんで、朝起きて消化液を嘔吐するという主訴があったとします。用いる経絡は何ですか？　もちろん胆経ですよね。この募穴と下合穴を使うんです。募穴は日月、下合穴は陽陵泉です。

　浮腫を治療したいときはどうしましょうか？　その主訴に対応する腑は膀胱あるいは三焦でしたね。2つの腑が対象になるときは、それぞれの下合穴を取るという手もあります。膀胱経は委中、

三焦経は委陽ですから、どちらに反応が出ているか調べてみてください。

美容から認知症予防まで、東洋医学が一手に引き受ける！

　本書の最後に、筆者がテーマとしている「健康」「健美」「健脳」「健寿」について考えてみたい。健康な身体、健全な美容、健康な脳、長寿は、いずれかが欠ければ他の３つも損なわれるという関係にある。そして、これらに共通する敵が２つある。ストレスと生活習慣病だ。

　ストレスは美容の大敵とよくいわれるが、それだけではない。ストレスが気滞を引き起こし血や津液の循環が悪くなると、ドロドロの血瘀や痰濁といった病理産物、つまりゴミが体内の血管や内臓、脳などに溜まっていく。また、加齢とともに内臓の働きが弱くなると、やはり気・血・津液の循環悪化、血瘀、痰濁の発生が起こる。東洋医学的には、このゴミは生活習慣病の引き金となる。ということは、ストレスが生活習慣病を誘発し、「健康」「健美」「健脳」「健寿」を妨げることになる。さらに、生活習慣病と認知症の関係も近年わかってきている。超高齢社会において、認知症は高齢者本人だけでなく社会のあらゆる層にとって大きな脅威となるのはいうまでもない。溜まったゴミは早めに対処することが肝要だ。

　「健康」「健美」「健脳」「健寿」のうち、「健美」は早期から患者が取り組みやすく、目に見えた変化が期待できるので長続きもしやすい。気・血・津液の循環、内臓の機能を東洋医学および鍼灸でサポートすればインナービューティーのみならず、内外とも綺麗なトータルビューティーを実現できるだろう。東洋医学は、「健美」を出発点に患者の一生涯を長く、健康なものにしていくとよいと、筆者は考えている。

第7章 まとめドリル

■ 肝の病理・病証
- 肝が病むと［1　］［2　］［3　］［4　］
［5　］［6　］に異常が出やすい
- 特徴的な症状は［7　］をはじめ、情志では［8　］、肝に関連する部位の異常として［9　］のしびれ・痙攣・引きつり、［10　］の栄養障害なども診られる

①肝気鬱結証
- 八綱弁証：裏・［11　］・平
- ［12　］失調によって、［13　］の脹痛、［14　］［15　］などの情志失調、月経異常などが診られる
- 他の臓への影響：［16　］の失調→吐き気、嘔吐、食欲不振、下痢、腹痛など

②肝火上炎証
- 八綱弁証：［17　］・［18　］・［19　］
- 病位情報：［20　］の痛み、［21　］、［22　］など
- 病態情報：身熱、顔面紅潮、舌質紅、舌苔黄、脈数有力など
- 他の臓への影響：［23　］→不眠など、［24　］→咳嗽など

③肝血虚証
- 八綱弁証：裏・［25　］・平
- 病位情報：肝血が不足するため、肝に関連する［26　］［27　］［28　］の栄養が失調する。女性であれば［29　］が起こる
- 病態情報：［30　］、［31　］、舌質［32　］、脈［33　］など

④肝陰虚証
- 八綱弁証：裏・［34　］・［35　］
- 病位情報：肝の陰液が不足し、［36　］、［37　］、［38　］
- 病態情報：［39　］、［40　］、舌質［41　］、舌苔少、脈細数

⑤肝陽上亢証
- 八綱弁証：裏・［42　］・熱
- 病位情報：［43　］により陽気が熱となり上亢する。めまい、頭痛、耳鳴り、眼の充血、［44　］
- 病態情報：［45　］

⑥肝風内動証
- ［46　］証…肝風内動のうち、肝陽上亢が進行して起こる。めまい、四肢のしびれ、ふるえ、半身不随など。［47　］（脳血管障害）のリスクとなる
- ［48　］証…強い［49　］によって内風が起こり筋脈を損なう。高熱、痙攣が診られる
- ［50　］証…［51　］、ひいては陰液不足によって筋脈が失養して内風が起こる。五心煩熱、四肢のひきつりなどが診られる

■心の病理・病証
- 特徴的な症状は［52　　　］の異常（［53　　　］、多夢、健忘、譫語など）
- 病位情報は心とかかわりのある［54　　　］［55　　　］［56　　　］の異常
- 手少陰心経の走行する［57　　　］の痛みの有無も鑑別のポイント

①心気虚証
- 八綱弁証：［58　　　］・虚・［59　　　］
- 病位情報：［60　　　］
- 病態情報：息切れ、倦怠感、脈［61　　　］

②心陽虚証
- 八綱弁証：［62　　　］・虚・［63　　　］
- 病位情報：心悸、［64　　　］
- 病態情報：［65　　　］、息切れ、無力感、脈［66　　　］

③心血虚証
- 八綱弁証：裏・虚・［67　　　］
- 病位情報：心悸、［68　　　］の異常（不眠、健忘など）
- 病態情報：［69　　　］、めまい、舌質［70　　　］、脈［71　　　］

④心陰虚証
- 八綱弁証：裏・虚・［72　　　］
- 病位情報：心悸、神志の異常（不眠、健忘など）
- 病態情報：［73　　　］、［74　　　］、舌質紅、脈細数

⑤心火亢盛証
- 八綱弁証：裏・［75　　　］・［76　　　］
- 病位情報：心悸、［77　　　］、神志の異常（不眠）、尿赤
- 病態情報：［78　　　］、身熱、［79　　　］、舌質紅、舌苔黄、脈数有力

⑥心血瘀阻証
- 八綱弁証：裏・［80　　　］・平
- 病位情報：心悸、胸部の［81　　　］、息がつまる
- 病態情報：［82　　　］、［83　　　］、舌質［84　　　］、脈［85　　　］

■脾の病理・病証
- 運化失調による［86　　　］［87　　　］［88　　　］、昇清失調による［89　　　］［90　　　］、統血低下による［91　　　］［92　　　］［93　　　］
- 病位情報は脾とかかわりのある［94　　　］［95　　　］［96　　　］［97　　　］［98　　　］の異常が現れ、［99　　　］も病因となる

①脾気虚証
- 八綱弁証：［100　　　］・虚・［101　　　］
- 病位情報：［102　　　］の低下による食少、食後の腹脹

- ・病態情報：息切れ、倦怠、無力感、懶言、自汗、脈弱
- ・気血生成の機能低下により［103　　　］になりやすい

②脾陽虚証
- ・八綱弁証：［104　　　］・虚・［105　　　］
- ・病位情報：腹脹、食欲不振、腹痛（［106　　　］、［107　　　］）［108　　　］、［109　　　］
- ・病態情報：脾陽の低下による［110　　　］、息切れ、倦怠、無力感、懶言、自汗、脈弱

③中気下陥証
- ・八綱弁証：［111　　　］・［112　　　］・平
- ・病位情報：［113　　　］の機能低下による［114　　　］［115　　　］［116　　　］などの内臓下垂、下痢、腹脹、食欲不振。
- ・病態情報：息切れ、倦怠、無力感、脈弱

④脾不統血証
- ・八綱弁証：［117　　　］・［118　　　］・平
- ・病位情報：［119　　　］の機能低下による［120　　　］［121　　　］［122　　　］、腹脹、食欲不振。また、［123　　　］も診られる
- ・病態情報：息切れ、倦怠、無力感、脈弱

⑤脾虚湿困証
- ・八綱弁証：裏・［124　　　］・平
- ・病位情報：［125　　　］、［126　　　］の停滞による舌苔［127　　　］、下痢、軟便、浮腫
- ・病態情報：息切れ、倦怠、無力感、脈弱

⑥脾胃実熱証
- ・八綱弁証：裏・［128　　　］・［129　　　］
- ・病位情報：腹部のつかえ、膨満感、食欲不振、悪心嘔吐、口苦、舌苔［130　　　］、［131　　　］、［132　　　］
- ・病態情報：息切れ、倦怠、無力感、脈弱

⑦脾陰虚証
- ・八綱弁証：裏・虚・［133　　　］
- ・病位情報：［134　　　］、［135　　　］、［136　　　］、［137　　　］
- ・病態情報：五心煩熱、盗汗、口唇の乾燥、舌質紅、［138　　　］、四肢の無力感

■肺の病理・病証
- ・宣発、粛降が失調（［139　　　］）すると、［140　　　］、［141　　　］、［142　　　］などが現れる
- ・肺と関係が深い胸を病むことで［143　　　］が不足すると、息切れ、懶言、呼吸無力が現れやすくなる。また、［144　　　］の張りやつや、伸びなども低下する。
- ・通調水道が失調すると、［145　　　］、［146　　　］、［147　　　］、［148　　　］などが診られる

・百脈を朝める機能が失調すると、［149　　　］、［150　　　］、［151　　　］、［152　　　］など肺とかかわりの深い領域での症状が起こる

①肺気虚証
・八綱弁証：［153　　　］・虚・［154　　　］
・病位情報：［155　　　］な咳嗽や喘息、浮腫、痰飲、［156　　　］によ易感冒や自汗など
・病態情報：息切れ、倦怠・無力感、脈弱など

②肺陰虚証
・八綱弁証：裏・虚・［157　　　］
・病位情報：［158　　　］、［159　　　］、声のかすれ、重症化すると［160　　　］など
・病態情報：五心煩熱、盗汗、舌質紅、脈細数

③風寒肺犯証
・八綱弁証：裏・［161　　　］・［162　　　］
・病位情報：［163　　　］、［164　　　］痰、［165　　　］や［166　　　］の鼻汁、鼻声などの鼻の症状、［167　　　］の痒み
・病態情報：頭痛、悪寒、発熱など［168　　　］の症状、［169　　　］、脈［170　　　］

④風熱肺犯証
・八綱弁証：裏・［171　　　］・［172　　　］
・病位情報：咳嗽、［173　　　］痰、［174　　　］や［175　　　］の鼻汁、鼻声などの鼻の症状、咽頭部の紅潮と痛み
・病態情報：［176　　　］や発熱など［177　　　］の症状、脈［178　　　］

⑤痰湿阻肺証
・八綱弁証：［179　　　］・［180　　　］・平
・病位情報：咳嗽（［181　　　］が出ると軽減）、胸悶
・病態情報：多痰で痰の性質は［182　　　］、舌苔［183　　　］、脈［184　　　］
・脾は［185　　　］であるため、肺を治療しても治らない場合は［186　　　］の疑いがある

■腎の病理・病証
・蔵精が失調し精が不足すると、成長・発育、生殖機能、脳・髄海、骨に異常を来たす。それぞれ発育障害、生殖機能の減退、［187　　　］や［188　　　］、［189　　　］や［190　　　］の低下などが現れる
・主水が失調すると、［191　　　］、［192　　　］、［193　　　］、［194　　　］などが診られる
・納気が失調すると、呼吸障害、とりわけ［195　　　］が起こりやすくなる
・腎と関係する［196　　　］、［197　　　］、［198　　　］、［199　　　］、［200　　　］で症状が出る

①腎陰虚証
- 八綱弁証：［201　　　　］・虚・［202　　　　］
- 病位情報：［203　　　　］。忍耐強さが低下したり、細やかな動作ができなくなり、歩行困難なども診られる
- 病態情報：五心煩熱、盗汗、舌質紅、舌苔［204　　　　］、脈細数
- 腎陰虚が進行して精、血、髄に影響が及ぶと［205　　　　］や［206　　　　］、生殖機能に及ぶと、男性なら［207　　　　］や［208　　　　］、女性なら［209　　　　］や［210　　　　］、［211　　　　］。

②腎陽虚証
- 八綱弁証：裏・虚・［212　　　　］
- 病位情報：［213　　　　］のだるさ、痛み、冷え。
- 病態情報：［214　　　　］、脈［215　　　　］
- 腎のほか、心（［216　　　　］）や脾（［217　　　　］）と同時に陽虚が起こることがあり、それぞれ病証が分かれる。これらは腎の主水の失調による浮腫（［218　　　　］）のほかに、心の病位情報を伴うか、脾の病位情報を伴うかをポイントに鑑別できる。

③腎精不足証
- 八綱弁証：裏・［219　　　　］・平
- 病位情報：［220　　　　］のだるさ、［221　　　　］、［222　　　　］弱
- 病態情報：腎精の不足による発育不良、［223　　　　］、不妊、陽萎、閉経。難聴や脱毛、歯の動揺、［224　　　　］といった老化症状

④腎不納気証
- 八綱弁証：裏・［225　　　　］・［226　　　　］
- 病位情報：［227　　　　］のだるさや痛み
- 病態情報：腎気虚がベースとなっており、腎の納気が失調するため［228　　　　］や［229　　　　］、懶言が診られる。また、［230　　　　］から腎不納気に進行すると［231　　　　］も診られる

⑤腎気不固証
- 八綱弁証：裏・［232　　　　］・平
- 病位情報：［233　　　　］のだるさや痛み
- 病態情報：腎気虚をベースに腎の［234　　　　］が失調するため、［235　　　　］、［236　　　　］、［237　　　　］、［238　　　　］、［239　　　　］、［240　　　　］などが起こる。また、倦怠感や精神疲労も診られる

■六腑の病理・病証
①胆
- 胆汁の排泄異常
  ［241　　　　］　消化液の嘔吐、口苦［242　　　　］　黄疸
- ［243　　　　］によって胸脇部の脹痛、食欲不振、腹脹、大便溏薄が起こりやすくなる
- ［244　　　　］　決断力の低下、ビクビク・おどおどする、不眠症

②胃

- ・［245   ］　食欲不振、消化不良
- ・［246   ］　食欲亢進（［247   ］）、便秘もしくは下痢
- ・［248   ］の失調　嘔吐、呑酸、口臭、げっぷ（噯気もしくは噫気）

③小腸
- ・［249   ］　小便短赤、尿道に熱感や痛み
- ・［250   ］　消化不良

④大腸
- ・［251   ］　下痢、粘りや臭いの強い大便
- ・［252   ］　便秘

⑤膀胱
- ・気化機能の失調により頻尿、遺尿、尿失禁、排尿困難（［253   ］）が起こる

⑥三焦
- ・水液運行の失調により、［254   ］や浮腫が診られる

参考　五行の色体表

五行	木	火	土	金	水
五臓	肝	心	脾	肺	腎
五腑	胆	小腸	胃	大腸	膀胱
五主	筋	血脈	肌肉	皮毛	骨
五華	爪	面色	唇	毛	髪
五根・五竅	眼	舌	口	鼻	耳
五液	涙	汗	涎	涕	唾
五神	魂	神	意	魄	志
五志	怒	喜	思	憂	恐
五味	酸	苦	甘	辛	鹹
五色	青	赤	黄	白	黒
五労	久行	久視	久坐	久臥	久立

まとめドリル解答

第2章
1．元気（原気）　2．営気（栄気）　3．衛気　4．宗気　5．推動
6．温煦　7．防御
8．固摂　9．気化　10．濡養　11．主血　12．蔵血　13．生血
14．統血　15．涙・汗・涎・涕・唾

第3章
1．疏泄　2．蔵血　3．主血　4．神志　5．不眠症　6．運化
7．昇清　8．統血　9．生血　10．主気　11．宣発　12．粛降
13．通調水道　14．肺朝百脈　15．蔵精　16．主水　17．納気

第4章
1．通降　2．脾胃の消化吸収　3．奇恒の腑　4．決断・勇気
5．受納　6．腐熟　7．後天の本　8．通降　9．受盛の官
10．伝導の官　11．伝化　12．約束　13．気化　14．循環　15．吸収
16．代謝　17．心・肺　18．脾・胃　19．肝・腎

第5章
1．風・寒・暑・湿・燥・火　2．太過　3．不及　4．頭痛・鼻づまり
5．悪寒・発熱・発汗異常　6．一定せず、動きやすい　7．冷え性
8．気血の滞り　9．直中　10．身体上部　11．発汗　12．気・津液
13．湿　14．身体下部　15．重濁　16．粘滞　17．咳　18．津液
19．肺　20．頭部・顔面部　21．痙攣　22．腫瘍　23．怒・喜・悲・思・恐・驚・憂　24．肝　25．心　26．脾　27．肺　28．腎
29．脾胃　30．腎精　31．血と心　32．気と肺　33．肌肉と脾
34．筋と肝　35．骨と腎　36．気血　37．瘀血

第6章
1．体表　2．臓腑　3．過不足　4．補瀉　5．寒熱　6．気虚
7．気陥　8．気滞　9．気逆　10．血虚　11．血瘀　12．血熱
13．血寒　14．乾燥　15．湿　16．痰　17．発育不全　18．生殖機能
19．老化

第7章
1．頭頂部　2．眼　3．脇部　4．乳房部　5．少腹部　6．陰部
7．めまい　8．易怒　9．筋　10．爪　11．実　12．疏泄
13．肝経走行部　14．抑鬱　15．易怒　16．脾胃　17．裏　18．実
19．熱　20．頭頂部　21．眼の充血　22．耳鳴り　23．心肝火旺
24．肝火犯肺　25．虚　26．筋　27．爪　28．眼　29．月経障害
30．顔面萎黄　31．めまい　32．淡　33．細　34．虚　35．熱
36．眼の乾き　37．筋の引きつり　38．脇痛　39．五心煩熱　40．盗汗
41．紅　42．実　43．肝腎陰虚　44．腰・膝の軟弱化　45．五心煩熱
46．肝陽化風　47．中風　48．熱極生風　49．熱邪　50．陰虚動風
51．陰虚　52．神志　53．不眠　54．顔　55．舌　56．心臓（胸）

57. 上肢内側　58. 裏　59. 平　60. 心悸　61. 弱　62. 裏　63. 顔面萎黄　64. 心痛　65. 冷え性　66. 弱　67. 平　68. 神志　69. 顔面萎黄　70. 淡　71. 細　72. 熱　73. 五心煩熱　74. 盗汗　75. 実　76. 熱　77. 心煩　78. 口乾　79. 顔面紅潮　80. 実　81. 刺痛　82. 刺痛　83. 固定痛　84. 紫暗　85. 濇　86. 食欲不振　87. 下痢　88. 浮腫　89. めまい　90. 内臓下垂　91. 血便　92. 血尿　93. 崩漏　94. 腹部　95. 四肢　96. 肌肉　97. 味覚　98. 唇　99. 思慮過度　100. 裏　101. 平　102. 運化　103. 気血両虚　104. 裏　105. 寒　106. 喜温　107. 喜按　108. 大便溏薄　109. 完穀不化　110. 冷え性　111. 裏　112. 虚　113. 昇清　114. 胃下垂　115. 脱肛　116. 子宮脱　117. 裏　118. 虚　119. 統血　120. 血便　121. 血尿　122. 崩漏　123. 喜按　124. 虚実挟雑　125. 口の乾き　126. 湿　127. 膩　128. 虚実挟雑　129. 熱　130. 黄膩　131. 顔面紅潮　132. 身熱　133. 熱　134. 食欲不振　135. 食後腹脹　136. 大便溏薄　137. 消痩　138. 剥落苔　139. 肺失宣降　140. 呼吸異常　141. 咳嗽　142. 喘息　143. 宗気　144. 声　145. 浮腫　146. 尿量の減少　147. 痰飲　148. 無汗　149. 皮毛　150. 鼻　151. 涕　152. 憂悲　153. 裏　154. 平　155. 無力　156. 衛外不固　157. 熱　158. 乾いた咳　159. 咽頭の乾き　160. 喀血　161. 実　162. 寒　163. 咳嗽　164. 希薄で白い　165. 鼻閉　166. 水様　167. 喉　168. 風寒表証　169. 無汗　170. 浮緊　171. 実　172. 熱　173. 粘性で黄色い　174. 鼻閉　175. 黄色　176. 悪風　177. 風熱表証　178. 浮数　179. 裏　180. 実　181. 痰　182. 白く粘性　183. 白膩　184. 滑　185. 生痰の源　186. 脾失健運　187. めまい　188. 健忘　189. 足腰の軟弱化　190. 骨密度　191. 浮腫　192. 尿少　193. 夜間尿　194. 痰飲　195. 吸気困難　196. 耳　197. 歯　198. 髪　199. 腰　200. 二陰　201. 裏　202. 熱　203. 腰や膝のだるさ　204. 少　205. めまい　206. 耳鳴り　207. 遺精　208. 早泄　209. 不妊症　210. 流産　211. 早産　212. 寒　213. 腰　214. 冷え性　215. 沈弱　216. 心腎陽虚　217. 脾腎陽虚　218. 水泛　219. 虚　220. 腰　221. 耳鳴り　222. 尺脈　223. 骨格の軟弱化　224. 健忘　225. 虚　226. 平　227. 腰　228. 息切れ、呼吸困難　229. 喘息　230. 腎陽虚　231. 冷え性　232. 虚　233. 腰　234. 固摂　235. 失禁　236. 遺尿　237. 滑精　238. 早泄　239. 流産　240. 早産　241. 胆汁上逆　242. 胆汁外溢　243. 肝鬱　244. 胆気虚　245. 胃実　246. 胃熱　247. 消穀善飢　248. 通降　249. 小腸実熱　250. 小腸虚寒　251. 大腸湿熱　252. 大腸液虧　253. 癃閉　254. 小便不利

兵頭明（ひょうどう・あきら）

日本と中国の国交回復後の第1期国費留学生として、1974年から中国・北京に留学。1982年、北京中医薬大学卒業。1984年、明治鍼灸柔道整復専門学校（現・明治東洋医学院専門学校）卒業。同年より学校法人後藤学園に勤務。学校法人衛生学園中医学教育臨床支援センター長、天津中医薬大学客員教授、神奈川歯科大学特任教授。（一社）老人病研究会常務理事、（一社）日本中医薬学会理事、日本伝統鍼灸学会顧問。

カバー・本文デザイン・図版作成：有限会社エムサンロード
イラスト：舘野啓子

中医学の仕組みがわかる基礎講義

2018年 1月31日　初版第1刷発行
2023年12月25日　初版第4刷発行

著者　　兵頭明
発行者　戸部慎一郎
発行所　株式会社医道の日本社
　　　　〒237-0068　神奈川県横須賀市追浜本町1-105
電話　046-865-2161　　FAX　046-865-2707

2018©Akira Hyodo

印刷　シナノ印刷株式会社
ISBN978-4-7529-1156-2　C3047
本書の内容、イラスト、写真の無断使用、複製（コピー・スキャン・デジタル化）、転載を禁じます。